临证传奇

留香阁医话集

叁

主编 王幸福

中国科学技术出版社

·北京·

图书在版编目（CIP）数据

临证传奇 . 叁 , 留香阁医话集 / 王幸福主编 . — 北京 : 中国科学技术
出版社 , 2019.1（2025.8 重印）

ISBN 978-7-5046-8151-5

Ⅰ . ①临… Ⅱ . ①王… Ⅲ . ①医话—汇编—中国—现代 Ⅳ . ① R249.7

中国版本图书馆 CIP 数据核字 (2018) 第 261106 号

策划编辑	焦健姿　韩　翔
责任编辑	黄维佳
装帧设计	长天印艺
责任印制	徐　飞

出　　版	中国科学技术出版社
发　　行	中国科学技术出版社有限公司
地　　址	北京市海淀区中关村南大街 16 号
邮　　编	100081
发行电话	010-62173865
传　　真	010-62173081
网　　址	http://www.cspbooks.com.cn

开　　本	710mm×1000mm　1/16
字　　数	220 千字
印　　张	15
版　　次	2019 年 1 月第 1 版
印　　次	2025 年 8 月第 5 次印刷
印　　刷	北京博海升彩色印刷有限公司
书　　号	ISBN 978-7-5046-8151-5 / R·2348
定　　价	35.00 元

恭贺 王幸福先生
《幽香阁医案医话》出版

学有传承宗岐黄
兼收并蓄撷精良
医坛深耕在临床
胆大心细除魍魉
集腋成裘碎金镶
幸福话案阁幽香

戊戌夏月 贾海忠
书于慈方斋

慈方中医馆馆长贾海忠题词

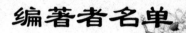

编著者名单

主　编　王幸福

编　者　常　文　王　朝　李清朗

内容提要

　　本书为《临证传奇》系列的第三部，收录了王幸福（古道瘦马）老师近年来的众多医话随笔，其内容涉及单味中药和名方应用的独家经验、病症诊治的独特思路，以及学医方法和临证感悟等。其语言平实，论述质朴，但却能将诊治疾病最关键之处道破，如"取效的关键是用量""处方思路在于病机加专药"等，这也透露了王幸福老师成为中医临床大家的秘诀，即注重临床疗效，崇尚大道至简，反对空泛理论，从不迷信权威。他善于学习别人的经验，博采众方为己所用，如利用枸杞治疗阴虚口苦的经验来源于孟景春先生，重用茵陈治疗阳黄则受王辉武、陈国恩老中医的影响。书末还附有王老师门生常文对中医治疗银屑病的突破性研究，相信对中医工作者研习中医有所启发。

　　本书语言质朴通俗，论述深刻独到，心悟体会兼备，具有很强的临床实用性，适合广大中医医师及中医爱好者参考阅读。

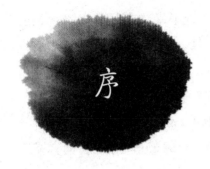

序

一

　　能看病，能说出道理，能写成文章，这是在 40 年前风华正茂的二伯父告诉我当医生的最高境界，也可以说是他的理想抑或当时的真实写照吧。这句话自然而然地成为我的终身追求和评价医生的标准。会看病是医生的基本功；能说出道理，是取得同行认可、学生获益、患者信服的必要条件；能写出文章乃至著书立说，是对经验的升华、理论的系统乃至思想的延伸。

　　知道王幸福老师会写书的时间并不长。大约是 2015 年春，我无意间发现有三本书畅销的王幸福是陕西人。这对于我这个长于文史，自以为对古今医家还算了解的医生来说颇感惊讶——我怎么没听说过这个老乡呢？名不见经传竟能一举成名，必然有他的原因。正好登门拜访的郭朝虎医生就和王幸福老师学习过，乃在 8 月份得以见面聚谈。先看其人，温文尔雅，长我一岁，举止大方，谦谦如也。获赠王幸福老师所著《杏林薪传》《杏林求真》《医灯续传》，如获至宝。再看《杏林薪传》中有我用蛤蚧的经验，《医灯续传》有我用当归芍药散治疗卵巢囊肿的经验，既喜出望外，更是对他这种不掠人之美、实事求是的文风赞叹有加。尽管书中还引用了古今不少医家的经验，但一点也没有掩盖他慧眼识珠、披沙拣金、自我思考、推陈出新、勇于实践的风范。这种编著方式是历代中医人的传统。就像千家《伤寒论》注家也代替不了原著一样，但在这个过程中，成千个名医诞生了，上万个学习注家的中医也脱颖而出、独当一面了。看王幸福老师的书，就是要学习他这种治学方法。面对汗牛充栋的书籍，我常常仰天长叹："给我给我一双慧眼吧。"就写书而言，编是基础，编著是上台阶，著是原创是精品。编常有而著不常有。但没有编哪有著，没有基础何来高台。这不，话音未落，专著出来了，干货出来了，《留香阁医案医话》就要出版了。这是学问日进、老而弥坚的写照，这是新鲜出炉的"肉夹馍"，这是现代版"洛阳纸贵"的中医部分。

能说会道是王幸福老师的长处。这个只要看他这几年各地讲学、粉丝众多就可想见。而我亲耳聆听则是在我们认识不久在西安一起开办的"三王开泰老中医经验学习班"和其后在南京共同登台的"中医消化病实战巡讲"上。他的讲演，真情实感，生动活泼，循循善诱，讲道理，摆事实，接地气，好学好用，颇受学员的好评。我呢，听了之后，说是"既生瑜何生亮"，有些太把自己当回事了吧。说是暗自嫉妒、不以为然，却是小看我了。说是"平生不解藏人善，到处逢人说项斯"我就比较喜欢听了，也符合实际。虽然依王老师的影响，找个国医大师写序不算难事，而不学如我，不加推辞，越阶上位，欣然作序，是因为我太佩服他了，能写出真情实感。当然，也多少有点"搭上动车，借以扬名立万"的窃喜和动机。

会看病，能治病，见解深入，用药大胆，经验独到，方法老到，才是王老师这几本书的骨肉。王老师早年学医，苦练童子功。其后从政，仍在医界，阅历丰富，上过中央党校，中年以后自药店坐堂起家，边学边悟，边看边写，他的深厚哲学功底发挥了莫大作用。医可自学，大医非得睿智敏哲不可。远近如张景岳、张锡纯、萧龙友等，成就不比几十年如一日的临床医生差。也可以说，王幸福老师是非学院派成功的典型人物。现在民间医生看不起学院派，也引起了我这个学院派医生的反思。现代中医教材有其普及规范和进步的一面，但它是基本技能、基本观点，如果我们已经是中高级职称了还不能在适当时候脱离教材，钻研经典，反复揣摩，尤其是《神农本草经》《伤寒论》《金匮要略》这些与临床关系密切而为数不多的几本书，不向疾病学习，不向患者学习，没有理论自信，方法自信，也就没有临床自信。如果我们不以能和西医最高水平对话为荣，而是拿出中医人认可的真本事和西医的短板叫板，扬长避短，遵循中医自身发展规律，不断扩大临床阵地，提高常见病、多发病、疑难病的治疗效果，桃李不言下自成蹊，就不怕民间中医看不起了。如果我们把大多数中医专家教授从力求证明中医伟大正确的实验室里解放出来，投入到临床一线，用疗效证明中医的不可或缺。如果我们不以中医院的规模大为荣，而以有大医为荣，有绝活为荣，一号难求为荣，我们就应当把大多数中医专家教授从病房里解放出来（要知道，历代医家都是在门诊发挥作用的），改变"1周一两次门诊，患者难以接续，复诊人数过少，经验难以积累，理论难以创新"的实际，就像古代医家"日理临床夜读书"，中医何愁不能发展？"民间热，学院冷，国外热，国内冷"的怪现象何愁不能反正？

是为序！

中医肿瘤专家、广西名老中医　王三虎

戊戌仲夏于西安过半斋

二

医乃仁术，非具仁心不可为之。而若无救人仁术，其仁心不可及也。中华医学源远流长，历代著述，汗牛充栋，各家医论，莫衷一是！更值西方医学，传入中华古国已逾百年，中西医学，交相辉映，欲通古今医学大成者，若非心性聪敏、精勤不倦、审思力行，验之临证，虽穷一生之力，也仅能观其端貌。故此，古淳于公言：人之所病，病疾多，医之所病，病道少。百年之后，现代医学技术虽然迅猛发展，面对病家万般疾苦，医家依然乏起沉疴之方。中华医学虽远古流传，其光华灿烂依然，解痼疾新症，独具优势。然当今之病家，形质及其生活方式，已与古时不同，情志压力更甚于古人，且常常接受中西医药两种救治，病机症候变化万千，凡当代明医，必广涉中西医学、且能融古通今，反复实践，经年累月，终成大道，以仁心仁术，解生民疾苦，于斯，其善莫大焉！

王兄幸福，号称"古道瘦马"，天资聪颖，自幼习医，虚心而师百氏，溯源《灵》《素》，问道仲景，广涉历代诸家著述，并能与时俱进，兼备当代医学新知，身体力行，临证经年，反复玩味，以其高超仁术，苦心济世，终成名医大师。为启后学，将临证所得脉案，悉心整理，集腋成裘，终成本书，冀望传香众多后学之仕，以光大我中华医学！今先生邀余作序，展卷细读医案医话，不禁拍案称奇，若读者能从医案医话中领悟济世慈航之方略，以解临证望洋之叹，此仁人之心，古今一辙！故此作序！

香港大学中医药学院教授、副院长　沈剑刚
戊戌仲夏于香江

三

受王幸福老师之托，为其新作《临证传奇》系列作序，甚感荣幸。收到书稿，便不能自已地一气读完，在畅快的阅读中领略其丰富的临床经验、务实的治学精神和独特的学术见解。

临证传奇之贰的医案集收录了王老师近五年来诊治的病案 150 余例，其中既有心肺消化等内伤杂病，又有部分外感病症，还有外科、男科、妇科、皮肤科及五官科的诸多医案，其中不乏相对疑难的病症，经王老师之手，均用纯正的中医方法，取得了良好的临床效果。每一案例都有详细的诊治过程，特别是症状舌脉、处方用药以及服药以后的病情变化，均有翔实记录。病例之后的按语，或点出辨证要点，或归纳诊治思路，或提示方药技巧，是不可忽略的重要内容。读其医案，犹如亲临诊治现场；每逢精彩之处，忍不住拍案叫绝；联想起临床上遇到的相似病例，恨不得马上拿来应用！

临证传奇之叁医话集更是值得品读，其内容涉及单味中药和名方应用的独家经验，病症诊治的独特思路，以及学医方法和临证感悟等。其医话文字平实，论述质朴，却能将诊治疾病最关键之处道破。如关于应用半夏，"取效的关键是用量：若燥湿化痰，6～10g足矣；降逆止呕，15～20g不为多；镇惊安神，必用30～60g"；再如"临床上治疗顽固的湿疹和银屑病，现在基本上都是采取在有效的方中加入大量的苦参30～50g，疗效较过去大幅提高"，"我的处方思路很简单，就是两句话，病机加专药"。医话也透露了王老师成为中医临床大家的秘诀：注重临床疗效，崇尚大道至简，反对空泛的理论，不盲从迷信权威。他善于学习别人的经验，博采众方为我所用。如其用枸杞30～40g治疗阴虚口苦的经验来源于孟景春先生，重用茵陈治疗阳黄则受王辉武、陈国恩老中医的影响。

此前王老师已经出版过多部著作，如《杏林薪传》《医灯续传》《杏林求真》《用药传奇》《临证传奇》。如能将这些著作结合起来，认真研读，认真实践，一定能迅速提高临床疗效，树立从业自信。"三年期满，皆能行道救人"，这也正是王幸福老师的希望所在。

东南大学附属中大医院主任医师、硕士研究生导师　王长松

戊戌仲夏

临证传奇·叁
留香阁医话集

176 医话留香之闲余杂谈

211 附录 补肾凉血治疗银屑病

医话留香之单药巧用

 ## 试药马钱子

行医这么多年，一直对马钱子这味药耿耿于怀。常听老中医说到马钱子治疗骨科和中风、肌无力等疾病，其效如神，但是苦于该药毒性甚猛，用之不当极易出医疗事故。所以一生都未敢轻易使用，但是对其神奇的疗效，又向往不已，总想跃跃欲试。终于下定决心试一试，不入虎穴焉得虎子！第一天开始，晚上吞服一粒制马钱子（0.6g），静观 2h，无任何反应和动静，一夜平安无事。乃知无事也。

第二天晚上，又试，两粒(1.2g)，一次吞服。1h 过去，没有动静，我想马钱子加量不过如此，不像前人所说的那么厉害。正在得意之时，大约在 1.5h 以后，反应开始了。先是发冷打寒战，站立不住，后是头有点晕。我以为是天冷，就把取暖器打开，本身屋里就有暖气。把人烤得汗流浃背，但是仍然打抖，站立不稳，头晕，此时方知是马钱子的作用。为了观察反应程度，我未采取任何解救措施。此反应一直持续两个多小时才结束。而后浑身舒畅无比。

通过这次亲自尝试，终于得到了真知，马钱子运用应当慎重。从小量服起，逐步加量，出现反应立即终止，反应厉害时要采取解毒措施。亲自尝到梨子，才知道了梨子味道。我再不用对此药耿耿于怀了。呵呵！从此我打开了马钱子使用的王国。

马钱子又名番木鳖，苦，寒，有大毒，运用得当，每有重要之治疗作用。清代《外科全生集》云："能搜筋骨入髓之风湿，祛皮里膜外凝结之痰毒。"《医学衷中参西录》亦云："开通经络，透达关节之力，远胜于他药。"马钱子，其含有的主要有效成分士的宁和马钱子碱，能首先对脊髓的反射功能起兴奋作用；其次，才兴奋呼吸中枢和血管运动中枢，有改善微循环，刺激骨髓，活跃造血功能等作用，然大量则会引起惊厥，呼吸困难，甚至昏迷等中毒症状，故向来为医家所畏惧。但是部分沉疴痼疾，常规用药少效者，只要病情适合，加用此药，则疗效倍增，但值得注意的是，该药最佳有效量和轻度中毒量比较接近，因此，剂量之适度，至关重要。

该药一般勿用煎剂，而散剂用量应控制在 0.5～1.5g，但需因人而异，因病情而异，逐渐加量。且服用时间不宜过长，若超过 3 个月有蓄积中毒之虞。凡服马钱子制剂，若多服后表现如肌肉抽动僵直，予大量饮水或白糖水服即可缓解。临床上观察到，凡有中毒者，经抢救缓解后，则感全身舒坦，此经络疏通故也。故所服剂量当因人而异。

该药之炮制也十分重要，炮制太过，常致无效；炮制不力，每易中毒。炮制方法很多，一般可以采用水煮法，将生马钱子置生铁锅内加水适量，细火微沸煮 8h 后捞出，剥去外皮切薄片，晾干后又置砂锅内以细沙拌炒至棕褐色即可。

尿道灼热之星——白头翁

白头翁一药，功效清热解毒凉血，为治痢之要药，如白头翁汤就是以此药为主。历代文献均论本药治热痢，但却很少论及其他功用。近代名医冉雪峰龚姓弟子所著《医笔谈》中提出了白头翁有治尿道灼热坠痛之功效。笔者临床治疗尿道灼热坠痛时，常在辨证基础上加入白头翁，每每收到良好疗效。现将点滴体会介绍于下。

尿道灼热坠痛主要是由湿热蕴结下焦，导致膀胱气化不利所致。

症见小便频急，淋漓不尽，口干口苦，舌红苔黄厚而腻，脉数。而笔者认为本病病机尚与肝木之气逆乱有关，因肝经络阴器，肝木逆乱之气与邪热郁遏迫注阴器，则可致尿道灼热坠痛。故笔者以八正散合白头翁治疗本病疗效甚好。

【病案1】摘自刘仁毅的《方药妙用》。患者，男，25岁。小便时尿道灼热坠痛，尿黄口苦，舌红苔厚腻，尿常规隐血，血常规正常。前医诊为尿道炎，用诺氟沙星和中药清热通淋之剂，辗转数医治疗2月余，疗效不佳。刻下症如前述，属下焦湿热之淋证。

八正散合白头翁加减

[组成] 白头翁10g　栀　子10g　瞿　麦10g　生地黄10g
　　　　甘　草10g　木　通10g　车前草15g
　　　　萹　蓄15g　黄　柏12g　滑　石20g

[用法] 3剂，水煎服。

3剂即愈。以上可见白头翁的功用不仅能治热痢，在临床上只要辨证准确更能治尿道灼热坠痛。

说起白头翁一药，大家并不陌生，著名的经方白头翁汤即是，临床上一般用于痢疾，我亦不例外，但是正如上文所述，白头翁的作用不止此一端。我临床上治血热崩漏一证也擅于重用白头翁清热凉血，效果颇佳。山东名老中医张志远的生地榆生贯众白头翁汤即是。尽管病证不同，病机相同，同取白头翁清热凉血的作用是一致的，移治于尿道灼热坠痛同理亦是可行的。临床上泌尿系感染除了引起尿急尿频尿结外，部分患者尿道灼热疼痛亦常见，一般用八正散、导赤散解决其他症状较易，但解决尿道发热灼痛不佳，在这方面白头翁是特长，是专药。受上文启示我常用之，可收立竿见影之效。

【病案2】龚某，中年妇女，泌尿系统感染，发热，尿急、尿频、尿涩痛，尿检后诊断为急性尿道炎，在医院打点滴1周，诸症消失，唯有尿道灼热涩痛不减，西医无法，寻求中医治疗。

四妙散加减

[组成] 黄　柏10g　　苍　术10g　　生薏苡仁30g
　　　　怀牛膝30g　　白头翁50g

[用法] 3剂。水煎服。

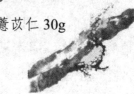

1剂痛轻热减，3剂即愈。

类似此症，只要是尿道灼热一症突出者，我即在治淋方中加入白头翁一味，屡收速效。其实临证中很多中药都有多种功效，学中医者不妨广开思路，多探索一药多能，充分挖掘，发挥中药的作用。

三刻拍案惊奇用附子

曾几何时，中医药界掀起了一股"火神热"，一些人大力推崇温阳要药——附子。无病不用附子，且量小非君子，动辄百儿八十克不在话下，俨然附子是一味起死回生，延年益寿的灵丹妙药。临床实践果真如此吗？还是说说我自己的实践体会吧。事实胜于雄辩。

我早年习医之时，一直遵守着前辈经验和教科书中，讲解温阳之药附子的用量5～30g，且证对先煎，从未出现过医疗事故。哪知"火神派"在社会上兴起，把我也烧得热血沸腾，跃跃欲试。在看完李可老先生的破格救心汤和卢火神的有关妙文之后，也与时俱进，开始大量使用附子。

◆ 一刻拍案惊奇

一日，诊一老妪，胸闷气短，双下肢水肿，头晕，心悸，脉沉弱无力，舌淡苔白，饮食二便尚可。出方真武汤合五苓散加人参。其中制附子用量为10g。

5剂药后，诸证减轻，我觉得效果太慢，离火神派的神奇作用差远了，看来还是思想不够解放，附子量用得不够。所以二诊，制附子直接用到50g，先煎2h，余药上同。

自忖这回绝对一鸣惊人，大见成效，静等佳音。谁知一等就是3个月，这期间未见人影，我以为可能是好了。哪知3个月后，患者见了我，说吃了你的第2次药，第2日就心脏病犯了，胸闷心悸，出冷汗上不来气，急忙拨打"120"送到医院，说是房颤心衰，抢救治疗1个月才出院。说现在不能吃中药了，以后再说。我听后，心中一惊，知果是附子惹的祸，量太大，乌头碱中毒了，亏是抢救及时，否则将大祸临头吃官司。此是一刻拍案惊奇。

◆ 二刻拍案惊奇

2006年，曾接诊一位40余岁男性患者，手持一方，说是外地朋友给开的方，效果很好，叫我给看看他能否服用，具体方药记不清了，只知其中一味附子用30g，我看患者无热象，就予以转抄了药方，并再三嘱咐附子要用开水先煎2h再和其他药一起煎。患者点头称是，持药而去。

谁知第二天一大早，我刚上班，患者就带了几个人，急急匆匆，找到我要昨日开的方子，我也没在意，翻出底方，患者随从一把抢走，外出复印，再归。说：昨天吃了你开的药，差点出了人命。我问怎么回事？答曰：昨天下午吃了你的药，10来分钟，人就头昏恶心，站不住，急送医院，诊为乌头碱中毒，紧急洗胃抢救。人现在还头晕，你说怎么办吧？明显地要讹钱了，后经协商赔了几千块钱了事。此案细思加追问患者，确实是附子量大中毒，按说30g不算大，但是患者自

医话留香之单药巧用

作主张，为了省事，将 5 剂的附子量，共 150g 一起煎，计划分 5 次兑服，没想到服一次后就出问题了，不管怎么说还是量大惹的祸，应引以为戒。此又一惊也。

◆ 三刻拍案惊奇

还是 2007 年，在治疗一例 50 多岁的妇女，糖尿病患者，兼有腰腿痛，舌淡苔白腻，脉沉，余无他证。处方桂枝附子汤合肾着汤。其中制附子用了 30g，服后两天，患者打电话告诉我吃完药后，头晕，胸闷气短上不来气，问还继续吃否，我听后告之，停服剩下的药。1 周后再诊，说停药后胸闷气短好转。此乃迷途知返，故未能酿成大错。

前几年，在"火神热"的影响下，实践了一段时间大量用附子，少则 30g，多则 150g，受益少，出事率很高。有时搞得自己心惊肉跳，大量附子开出，常是几乎夜不得安宁，生怕出事。尽管也有效果不错的，但是事故率这么高，哪有"火神派"们用附子的愉悦心情，也未见什么突出的神奇疗效。

在此，我没有否定附子作用的意思，只是对大量无限制地使用，提出自己的看法。一定要慎重，对证。尽管发生了这么多不愉快事情，我临床上还是常用附子，但坚持的原则是小量起步，逐渐递增。实践证明这是安全可靠的。后仔细反复阅读"火神派"的领军人物的文章，发现其言行不一，说的是大量无限，扶阳抑阴用附子，可是他的一段时间病案统计，用的附子并不多，看来他也怕出事。其自释附子质量不过关，胆巴盐太多，故不用，纯粹是无稽之谈，难道市上就无合格的附子？标新立异，哗众取宠可以，但不能贻害后学，祸及社会。附子大量使用危险多多，得不偿失，应该引起注意。

半夏重剂治失眠

清代医著《吴鞠通医案·卷四》载："秀氏，23岁。产后不寐，脉弦，呛咳。与《灵枢》半夏汤。先用半夏一两不应，次服二两得熟寐，又减至一两仍不寐，又加至二两又得寐，于是竟用二两。服七八帖后，以《外台秘要》茯苓饮收功。"

用重剂半夏治失眠是我的拿手好戏，但是这也不是我凭空想象来的，最初用半夏治失眠就是从读《吴鞠通医案》这则医案中受到启发和学习的。

要说用半夏吴鞠通是这方面的高手，古人还真见得不多。吴氏治失眠动则一两至二两，收效颇著。看得我心中直发痒，总想跃跃欲试，后在今人大量用半夏无副作用的启示下，也就开始一点点试用。

主要是运用于治疗失眠一症，先是从15g用起，效果不显著，又加30g，始见初效。经过多年的使用，摸索出有效量为45g以上。对于严重的失眠症我一般是用90～120g，几无不效者。多年来我用半夏治失眠相当频繁，治此症无有不用，成了我用药的一大特色。对此我曾撰文多次推荐，但是应用者甚少，致使一良药被埋没。但是也有胆大者，一用即效。

有一名老中医，七十多岁，去年冬，在海南三亚度假休养期间，兼事医疗工作。曾接诊一糖尿病顽固失眠者，整日整晚睡不着觉，屡用各种中药不效，在读了我的文章后，凭其多年的临床经验，认为可用，果断地用大剂量半夏，每剂清半夏120g，当晚使患者熟睡6h，患者医生惊叹不已，拍手称庆。而后连用1个月余，治好此顽症。该案老中医事后专门打电话告知我，谢我公开秘方。该案患者也多次打电话写信捎礼品表示感谢。老中医称是秘方，其实哪里是秘方啊！就是一普通半夏，重用而已。

【病案3】江尔逊治顽固失眠重用法半夏。

患者，男，46岁。1996年10月18日来诊。年前因事怫逆，郁怒难伸，渐至失眠，4 年来常服中成药，如归脾丸、养安神片、朱砂安神丸、柏子养心丸等，临睡前加服西药地西泮。

近半年来失眠加重，每晚必服地西泮 5mg 方能浅睡三四小时，且噩梦纷纭，怵惕易惊。又因宿患慢性胃炎、慢性胆囊炎，常用三九胃泰、胃苏冲剂、消炎利胆片等，似效非效，甚是烦恼。

此人面容瘦削，略显晦暗，胃脘满闷而不痛，嗳气频频，口干苦，纳差，大便偏干，舌质红、苔黄粗厚，脉弦沉。

本例宿疾慢性胃炎、慢性胆囊炎所致的胃脘满闷、嗳气、口干苦、纳差等是失眠的伴见症，而这一系列症状的主要病机——胆热犯胃、胃失和降，恰恰就是主证失眠的病机之一。胆热犯胃往往生痰，痰热上扰于心则失眠。所以重点治疗胆热犯胃、胃失和降便是一举两得。

患者长期饱受失眠之苦，唯求安睡，无复他求。然则宿病胆热犯胃，胃失和降，宿病不除，卧安从来？

今先行清胆和胃，用黄连温胆汤合小陷胸汤、半夏泻心汤化裁，使胆宁胃和则易安卧矣。

黄连温胆汤合小陷胸汤与半夏泻心汤加减

[组成] 法半夏 15g　茯　苓 30g　竹　茹 20g　炒枳实 15g
　　　　黄　连 5g　　黄　芩 10g　干　姜 5g
　　　　瓜蒌仁 15g　太子参 10g　蒲公英 30g

[用法] 4 剂。地西泮照服。

二诊时，胃脘满闷消失，嗳气、口干苦、怵惕易惊等减轻，大便通畅，睡眠略有改善。患者喜，乃续服本方，而停服地西泮。但当晚便通宵失眠，不得已，复用地西泮如前。服至 12 剂，纳开，口苦除，唯仍不敢停服地西泮，停服则入睡极难，心烦不安。察其舌质仍红，苔黄薄少津，脉弦沉而细。知其胆热胃逆之证已愈，而露出肝郁血虚之底板。

乃改投解郁养血的酸枣仁汤加味。

酸枣仁汤加味

［组成］酸枣仁 30g　　茯　苓 30g　　知　母 12g

　　　　川　芎 10g　　炙甘草 10g　　丹　参 30g

　　　　百　合 30g

［用法］3 剂。地西泮减半服。

三诊时，睡眠仍无明显改善，上方加法半夏 40g，夏枯草 30g，高粱米 50g。

服 3 剂，入睡较快，且能安睡 4～5h；停服地西泮，继服至 15～30 剂后，入睡如常人，能安睡 5～6h 矣。嘱将上方制成蜜丸常服。半年后访，睡眠大致正常。

江老治失眠顽症，恒在辨证方的基础上加法半夏 30～60g，高粱米 50～100g，夏枯草 15～30g，颇能提高疗效，本病例便是。

自上述病例以"失眠 4 年"发表以来，陆续收到不少读者来信，其中有数十封来信对文中病例三诊时重用法半夏 40g 提出疑问。

如浙江省金华市夏医生的来信便颇具代表性，信中写道："读了您发表的'失眠 4 年'，又巧遇一位与您文中所述病例病情极相同的患者。患者，男，47 岁，失眠近 11 年，宿患慢性胆囊炎、慢性胃炎，求治多处。曾服消炎利胆片、养胃冲剂、血府逐瘀口服液、敖东安神补脑液，效果不甚明显。来我处就诊前，每日需服地西泮 5mg 才能浅睡 2～3h。"

"经我观察，觉得这位患者与您文章中的那位患者证候极为相似，就斗胆抄用您一诊的处方。5 剂服完后，患者述说效果较为明显，很是高兴，对我说了不少感谢的话，我就把您的文章给他看。他表示继续再服药。按一诊的方，又服了 7 剂。结果，每晚不服地西泮，可睡 4～5h，若服地西泮 25mg，可睡 7～8h，基本可达正常。"

"此时患者提出要求，最好能不服地西泮，也可有正常睡眠。昨日患者就诊，患者胆热犯胃证候已消除，似有血虚气滞的表现。遂又抄了您三诊的处方：酸枣仁汤合半夏秫米汤。不料我院中药房药师拒不给药，认为方中法半夏一味用量过大。她说干了半辈子药师，从未见过法半夏用到 40g 的方子。我很为难，她是老资格的药师，说或许是杂志在印刷的时候出了错误。我想向您印证校对一下是什么原因，也好对患者有所交代。"

笔者在此首先申明，当时发表的内容无错误。而应当回答的主要问题是：半夏到底有毒还是无毒？半夏可否大剂量使用？

众所周知，半夏分生半夏和制半夏两类。生半夏有毒，若用至 40g，应注明先煮半小时以破坏其有毒的成分。今则连法半夏即制半夏 40g 亦拒付之，令初涉医林者遭遇满头雾水。

拙见认为，资深药师拒付之是有书为证的。谓予不信，请翻阅历代本草（包括李时珍的《本草纲目》），无不笼统记载半夏有毒，就连中医高校《中药学》亦从其说，且规定半夏用量为 5～10g。《中药学》是这样介绍半夏毒性的：半夏中有毒成分对局部有强烈的刺激性，生食时可使舌、咽和口腔产生麻木、肿痛、流涎、张口困难等。

但是需要明确者，此言生半夏生食之。而生食之者，往往是误食。煮食呢？《中药学》有载："此有毒成分难溶于水，经久加热可被破坏。"由此可见，生半夏煮熟且久煮后食之，或仅服食其药液，应当是基本无毒的。

然而《中药学》由此得出的结论："生半夏有毒，内服一般不用。"这就令人费解了。《中药学》提倡使用姜汁、白矾加工制成的制半夏，还特别注明，生半夏的有毒成分"不能单纯被姜汁破坏，而能被白矾所消除"。可见完全符合炮制规范的制半夏是无毒的。

由此应当得出结论：①制半夏无毒；生半夏有毒，久煮可消除其毒性。②制半夏可用大剂量，不必先煮；生半夏宜先煮半小时以去其毒性，若重用 30～60g，以先煮 1h 为宜。③若顾虑到半夏炮制不规范而可能残存毒性，则在使用大剂量（30g 以上）时不妨先煮半小时，以防万一。

行文至此，已可打住。又欲写几句题外之言供同道参考。

其一，方书之祖《伤寒论》使用半夏的方剂很多，均注明"洗"，即生半夏用水洗干净后入药，绝非后世使用生姜、明矾炮制之者。而近代名医张锡纯使用制半夏，则深恶其炮制不当，含明矾太多，"相制太过，毫无辛味，转多矾味，令人呕吐。即药房所鬻之清半夏中亦有矾，以之利湿尤可，若以之止呕吐及吐血、衄血，殊为非宜。愚治此等证，必用微温之水淘洗数次，然后用之。然屡次淘之则力减，故需将分量加重也"。

其二，上文已经回答半夏可以大剂量使用，今再续申之。半夏使用机会多，取效的关键是用量：若燥湿化痰，6～10g 足矣；降逆止呕，15～20g 不为多；镇静安神，必用 30～60g。

其三，生半夏厥功伟哉！顽痰宿瘀致病，特别是癌性疼痛，制半夏无能为力，应当大胆重用生半夏（久煮去其毒性）。

地骨皮重用能止痒

读《中医临床家：胡天雄》一书时，读到地骨皮止痒一篇真叫人拍案叫绝，不时拿到临床上验证确有实效，乃感天雄老中医不胡言也。

地骨皮味苦性寒，通常之用有二：退伏热以除蒸；清肺而定喘。此外，尚可祛风热以止痒，则不甚为人所注意。一人患疹，遍身瘙痒，胸腹尤甚，久治未效，谭礼初老医师用地骨皮 30g，生地黄 30g，紫草 15g，猪蹄壳 7 个，煎水服，3 剂即愈。以药测证，知此种瘙痒，当有血分燥热证候之可验。又见一人患脓疱疮，瘙痒流汁，遍请县城诸老医治之不愈。一年轻女医师单用地骨皮一味煎水洗之，随洗随愈，因而声名大噪。

近期治一孕妇，33岁，妊娠3个月，突患荨麻疹，浑身上下陡然云起大片红白相间的大疙瘩，瘙痒无比，抓挠血痂。要求中医治疗，坚称不服中药，外洗。现代女性自我保护意识真强。余接诊后，思之：外治之理即内治之理，结合胡天雄老中医重用地骨皮之经验。

处 方

[组成] 荆　芥12g　　　防　风12g　　　透骨草30g
　　　　地骨皮100g　　野菊花60g　　　蝉　蜕20g
　　　　益母草60g　　　地肤子60g
　　　　蛇床子60g　　　生甘草10g

[用法] 3剂。令用大锅煎20分钟，洗浴。

3剂药用完即告痊愈。

此案即是重用了地骨皮，合其他药共奏疏风、透热、活血、止痒之效。平时临床上，吾不但外洗重用地骨皮止痒，内服亦然，仍然效佳。

 明目枸杞化解阴虚口苦

提起口苦一症，按常理说应该治疗起来不是什么大问题。胆火上溢嘛，龙胆泻肝汤，小柴胡汤都是正对之方，如果不效，余国俊的治疗口苦专方也就可以搞定它了。但是世上的事总是这么不尽如人意，一方一药很难十痊十愈一病。口苦一病也是如此。我临床多年对口苦症，一般说上述三方，基本上就可以治愈，然而还是有个别的口苦患者百治不效，弄得人束手无策，甚为尴尬，一个小小的口苦症都摆不平。为此曾耿耿于怀，放不下心来。一日读书，无意看到孟景春老中医一篇文章，用枸杞为主治愈一例20年口苦症，豁然开窍，方知原来问题的症结处。还是先来欣赏孟老的佳案吧。

【病案4】摘自《孟景春用药一得集》。

许某，男，64岁，退休干部。2005年5月来诊。自诉口苦近20年，终日口苦，时轻时重，以晨起较著，夜寐多梦，大便偏干，1～2日一行。自患口苦以来，经多次和多种检查，均无异常发现。虽经中西医调治，终鲜疗效。所以治疗亦时断时续，近一年来有加重之势。观其形体无病容、声音洪亮。舌质红、少苔，脉细弦。证属肝阴不足，虚火内郁，火扰胆气上逆则口苦，扰及心神则多梦，治宜滋养肝阴，泄火安神，佐以润肠。

※ 处 方 ※

[组成] 枸杞子30g　　生白芍15g　　生甘草5g
　　　　龙胆草3g　　　柏子仁10g　　甘菊花12g
　　　　净连翘、淡竹叶、郁李仁（打）各10g

服1周后，大便通畅，夜寐梦境减少，最可喜是口苦大减。既见效机，再以原方加减，为增强滋阴之功复加生地黄12g。连服1个月，20年口苦已完全解除。为巩固计，另用甘菊花10g，决明子10g，为1日量，泡汤代茶，常服。杞菊地黄丸2瓶，每服8丸，每日3次，用淡盐水送下，饭前服。

孟老原按：《素问·奇病论》中论口苦症，"胆气怫郁，气上溢而口之苦"，则知口苦为胆气上逆已无疑。而胆气上逆之病机有不同，此症胆气上逆乃肝阴不足所致也。因肝虚生火，火气上逆导胆气上逆，追本溯源则肝阴不足是本，胆气上逆是标。故重用枸杞子、生白芍滋养肝阴以治本，阴足则火气自灭。用龙胆草 3g 以清泻胆火。滋阴不足，故再加干地黄。再加柏子仁、郁李仁以养心润肠通便，大便通利，则使邪火从下而泄，使无上逆之机，是治口苦不可忽略的一环。

用以上的治法，同样也治愈一口苦 10 年的妇女。该妇女年 50 余，口苦 10 年，多方治疗，终鲜疗效。后就诊于余，反复细询，在 10 年中，有无不苦之日，她告以一次因患高热炎症，至西医院治疗，连续给予输液消炎，1 周后热退，并说在输液中几日，口苦未作，热退返家，不出 3 日，口苦复作。从而悟其口苦亦阴液不足，因输液时，体液充足，滋养了各脏器液体，观其舌质红、两侧尤甚、苔薄黄，脉细带数。因此亦滋肝阴，清泻肝胆之火，亦重用枸杞子 30g，生白芍 15g，龙胆草 3g。又以性躁易怒乃肝火旺，加用牡丹皮、山栀子以清肝火。车前草、泽泻以利小便，引火下行。如此治疗半月余，10 年口苦亦复痊愈。

原来治疗口苦一病还有肝阴不足，虚火上炎一说，非仅执肝胆实火，胆汁上溢一说。平时老讲八纲辨证，虚实寒热，但是一到临床还是容易墨守成规，囿于经验。认为口苦一症有实无虚，孰知口苦一症也可以由肝阴虚导致。自从读了孟老的医案，心中的疑惑，顿然一解。验之临床不虚也。

【病案 5】患者，女，48 岁，宝鸡人。慕名求治。自诉失眠，多梦，口苦，胁胀，心悸，烘热，心烦，舌尖边略红，苔薄，脉右浮弦濡，左寸浮滑尺沉弱，饮食二便基本正常。断为，更年期综合征，用二仙汤合丹栀逍遥散治之，1 周后，诸证均减，唯口苦一症不减。我认为上方已见效，效不更方，又处原方 7 剂，大多症状已消失，唯留口苦多梦症。我说易治，处龙胆泻肝汤 7 剂，结果复诊说无效，我说那就再换个专方，治口苦没问题。然而 1 周后，患者还是说口苦，并言，口苦已十几年了，检查多次亦无肝胆疾病，我方知，小看她的口苦一症，乃细思深虑，久病耗阴，又是女性以阴血为重，恰逢天癸止之年，肝阴不足，虚火上炎，这不正是孟老中医说的肝虚生火，火气上

临证传奇·叁 留香阁医话集

逆导致胆气上逆口苦症吗？应该重用枸杞滋肝阴，降胆火。于是重新拟方。

处　方

［组成］枸　杞30g　　乌　梅15g　　白　芍15g　　生甘草10g

　　　　柴　胡10g　　龙胆草10g　　生牡蛎30g

　　　　川楝子10g　　白　薇10g

［用法］7剂。水煎服，每日3次。

　　1周后，患者电话告知，口苦有所减轻，多梦好转，效不更方，又服15剂，十几年的口苦症痊愈，后以知柏地黄丸善后。此症之所以治愈，全在抓准了病机，滋补肝阴，重用枸杞。由此看来，孟老用枸杞治口苦不虚言也，值得学习效仿。

苦参重用治疗银屑病

　　苦参是一味清热燥湿杀虫的良药，在治疗皮肤病中屡有运用，而且效果很好。该药始载于《神农本草经》，是豆科多年生亚灌木植物，药用根部。味苦，性寒。归心、肝、胃、大肠、膀胱经。

　　我认识和使用苦参起源于消风散。消风散（《外科正宗》）是治疗皮肤病的名方，很多名老中医都喜欢用它，我也就学之。开始用于轻症的皮肤病效果还不错，但是对复杂性、长久性的皮肤病，尤其是顽症银屑病，即西医所称的银屑病就效果显得不理想，对此百思不得其解，退尔勤求古训，翻阅名贤医案，终于发现问题所在。即消风散中的苦参一味药很关键，用大用小大不一样。

　　我过去治疗银屑病时用消风散一般用苦参10g左右，这对于一般的痒疹和银屑病还可以，但重症就不行了，不管用多少剂，多长时间都无进展，后来经过学习文献，有几则医案，对我启发很大。现引录于下。

【病案 6】张子维运用苦参一得。

1984 年秋，王叟年逾古稀，居城南郭，体丰壮，于 8 月上旬来院就医，自云患癣疾已数月，多治少效，诊其脉浮数有力，解衣观之遍体斑癣，体无完肤，白屑纷落，痒不可忍，余为乃因湿热淫于血脉，郁于孙络，风因热生，虫从湿化，治当清热燥湿、疏风杀虫。

乃用以下处方。

❧ 处 方 ❧

[组成] 苦　参 30g　　玄　参 13g　　蒲公英 30g　　白蒺藜 17g
　　　　苍　耳 17g　　牡丹皮 12g　　白鲜皮 12g
　　　　乌　蛇 10g　　甘　草 5g

[用法] 3 剂。水煎服，日服 1 剂，忌五辛。

患者服后症状小减，二次复诊苦参加至 40g，服 3 剂后功效显著，原方续服十余剂，痒止屑脱，症状大减，共服二十余剂病告痊愈。其翁乃曰："人皆谓我病此生难愈，谁知竟如此速效，实属意外。"

本草云："苦参味苦性寒，玄参为使。"为治风热疮疹之良药。

近数年余用苦参治顽癣、湿疹其效颇佳，若脉浮数而热胜者其效更显，因此症多因湿热之邪浸于皮肤，淫于血脉，留滞不去，郁热甚而生风，湿热蕴而生虫，风行虫动故痒而难忍也。古人认为，风热湿虫为癣癞之主要因素，取苦参之苦寒，以其苦燥湿清热。湿气除，虫无复生之机，热气清而风自息也。

【病案7】 周玉朱重用苦参治疗湿疹瘙痒。

张某，男，27岁，1998年6月8日初诊。两小腿肿痒、渗液1周，红疹密布，抓痕累累，左足底长满水疱，触之灼热，渗液较多，舌红苔黄腻，脉弦滑。证属湿热下注。法当清热利湿。

❧ 处 方

[组成] 苦　参 50g　　黄　柏 30g　　蒲公英 30g　　豨莶草 30g

　　　　泽　漆 30g　　地肤子 30g　　冬葵子 30g

　　　　茵　陈 30g　　生薏苡仁 30g

[用法] 每日煎服头剂，二煎水外洗。

1周后，小腿红已退，渗液明显减少。宗原方继用10剂，其足底皮损已消，干燥而愈。

按：周老认为清热利湿，苦参为先，临证用苦参治疗的外科疾病主要有急性皮炎、湿疹、痤疮、银屑病、脂溢性皮炎、急性胆道感染、丹毒等属湿热实证。

临床表现多有患处红肿热痛，或痒，或起丘疹、红斑、水疱、渗液，或有腹痛以胁肋为甚，伴发热及身目尿黄，红苔黄腻，脉弦滑或弦滑数。

常用量为10～50g，可酌情配伍黄芩、黄连、茵陈、薏苡仁等。周老认为苦参味苦性寒，归心、肝、胃、大肠、膀胱经，临床适用范围较广，对外科病症为上中下三焦热证者皆可应用，尤对各类皮肤病有较好的疗效，可为首选之药，既可煎服，又可外用，具有清热燥湿、解毒止痒、祛风利水之效。

【病案8】 张林运用消风散治松皮癣。

尹某，于1978年12月闻余医癣，叩门求治。自述半月前劳累、出汗、受风后，周身瘙痒，并见较多的红色扁平丘疹，曾服中、西药半月余均无效。余诊见：其周身有散在癣斑，肘膝关节的伸侧面为多见，胸腹及背部散在发生。境界明显，皮损直径0.5～3cm，有的融合成片，上覆多层银白色鳞屑，其屑脱落后，可见有出血点。其皮损形态有的呈点状，有的呈钱币状、盘状或地图状。舌淡红，苔白腻，脉弦无力。诊为松皮癣。治宜活血疏风，清营解毒，投以消风散加减。

处　方

[组成] 当　归25g　　川　芎15g　　红　花15g　　川羌活25g
　　　　独　活15g　　木　通15g　　荆　芥15g　　防　风30g
　　　　麻　黄10g　　苍　术25g　　胡麻仁15g
　　　　蝉　蜕25g　　苦　参40g　　白鲜皮50g
　　　　甘　草25g

[用法] 水煎服，每日1剂，早晚空腹温服。

　　患者服药期间及愈后百日内，忌食鱼、蛋、肥脂、辛辣、生冷。将煎剩的药渣，放入脸盆内加适量水，煎汤，趁热熏洗患处，1日1～3次。内外二法同用，奏效更快。

　　患者遵法服用，连用十剂痒止，脱屑多，大部分丘疹消退，未见新发。患者又用5剂，皮损基本消失。共服二十四剂治愈。今已数年，多次随访来见复发。

　　通读以上三则医话医案，可见方中其他药均为常见用法，唯独苦参用法不同，均为重量，这也是取效的关键点之一。通过学习领悟后，我也将其经验大胆地运用于临床，取得了显著的效果。现举例示之。

　　【病案9】患者，女，65岁，患有糖尿病、高血压和严重的银屑病。患者已在其他中医机构和某专门治疗银屑病的老中医看过，无效，经人介绍找到我，不要求治高血压和糖尿病，专治银屑病，说此病已把人折磨得痛不欲生，几次寻短见，这次找到你是最后一次治疗，不效就再也不治了。我听后，感觉压力巨大。

此人中等身材，略胖，舌淡红，苔薄白，脉弦滑有力，饮食二便正常。查全身银屑病除面部无疾，无一处好地方。尤其是双下肢、臀部、背部大面积皮癣，厚度有一个硬币之多，上面覆有白屑，基底粉红，个别地方抓挠出水，而且满头皆是，奇痒无比，影响美观。曾在某中医处吃过大量蜈蚣、全蝎、小白花蛇等药，初期有效，后无效。现诊为重症银屑病，风热郁表，湿毒浸淫。消风散合荆防败毒散加减。

处　方

[组成] 荆　芥12g　防　风12g　羌　活15g　独　活12g
　　　　前　胡12g　柴　胡12g　麻　黄6g　苍　术10g
　　　　当　归15g　川　芎10g　生地黄30g　鸡血藤50g
　　　　胡麻仁15g　苦　参40g　白鲜皮50g　蝉　蜕12g
　　　　忍冬花30g　连　翘30g　猪牙皂3g
　　　　土茯苓60g　乌　蛇30g　生甘草12g

[用法] 7剂。水煎服，每日3次，药渣外洗。

1周后，复诊，癣处已无流水，痒轻，无伤胃呕吐副作用。效不更方，又服20剂，癣处叠加厚屑已退，接近正常皮肤，基本不痒，患者甚为高兴，信心大增。再续30剂痊愈收功。

我在临床上治疗顽固的湿疹和银屑病，现在基本上都是采取在有效的方中加入大量的苦参30～50g，疗效较过去大幅提高，实践证明苦参重用是治疗银屑病的有效药物，值得重视。

然而，任何药物超剂量运用都有利有弊，苦参也一样。宋永刚教授在《名方 60 首讲记》中，论述消风散治疗银屑病时提到，他的朋友，医传三世，在交流经验时，谓其祖父善用本方加乌蛇治疗银屑病，药多在 30 剂左右，直到患者服用本方至全身乏力，皮损消失方可。对于本方治疗银屑病的疗效屡见杂志报端，笔者也予以肯定，但让患者吃到周身乏力之时，恐觉不当。观其处方，用量较大，均在 10g 以上，特别是苦参，每剂药量达 12g，败胃较甚。以如此的剂量服至 30 剂，很容易达到周身乏力、胃口全无的状态。而笔者认为，治疗疾病不要只盯住局部，而要着眼于整体。药之效与不效，患者服后的感觉尤为重要，只要患者药后舒适，这也是中药取效的一种反应。

综上所述，我们既要学会大胆用苦参的经验和技巧，也要注意在临床中善于调整和避免苦参的不良反应，真正做到扬长避短。苦参在临床上除可治疗皮肤病外，还可以治疗失眠、痢疾、高热、心律不齐、手脚发热、泌尿系统感染等，是一味很值得发掘的中药。

 ## 改善微循环的妙药——羌活

说起羌活这味药，大家都比较熟悉，辛温解表，祛风除湿，通络镇痛，醒脑开窍。我临床上也是遵循古训，经常这样运用的。但是，随着读书的增多，名老中医经验的学习，发现羌活实际上主要功能在于改善微循环，后以此认识指导临床，方便简洁，效果可靠。那么我是怎样总结出来的呢？

首先认识来源于实践。先看几则名老中医运用羌活的医案医话。

老中医于天星先生，在《论羌活》中谈到：在传统的一般概念上来讲，不能说羌活是活血药。通常把它列为辛温解表药，主要用在风寒表证，寒湿肩痛颇为适宜。然而，中医对"气血"概念，理解颇为广泛。大凡诸病所发，无不涉及"气血"问题。

就《本草经》来讲，谓羌活有"镇痛"作用。叶天士对此注解说：

"入肺解风寒，所以气血行而痛止也。"

明代倪朱谟《本草汇言》又谓"羌活功能调达肢体，通畅血脉，攻彻邪气，发散风寒风湿。"

据上述，羌活是公认的散风药，有无行血活血作用，便有争议了。问题的关键是着重探讨它的应用范围，不在急于给它下结论。

研究"活血化瘀"药物时，我们依据文献记载，大胆地告诉实验室同志说"羌活是活血药"。实验结果表明，羌活确有抗凝作用。从这个角度思考问题，倘若先否定它有活血作用，那么，这个有意义的实验结果，我们便无法得知。

依我之见，把羌活作为一味活血药用于临床上，并无不妥。在临床上常用羌活、当归、五灵脂、葛根、菖蒲、远志、生地黄、熟地黄为基础方药，随证加减，治疗脑动脉硬化，或急性闭塞性脑血管病，确有一定效果。在观察的病例中，发现有改善脑血流的作用。

老中医谢海洲治疗脑髓病、颅脑损伤后遗症等，在应用补肾养脑、血肉有情之品的同时，常加羌活取其推动吸收，其促动作用远胜于陈皮、枳实。

中医刘敏霞治疗偏头痛 68 例，以川芎、白芷、羌活、延胡索、地龙、红花、桃仁、三七为基本方，随证加减，总有效率 86.7%。方中重用羌活 50g。

老中医李少川教授，从医 50 余年，精专儿科。在辨治癫痫时，每用羌活，其用意为癫痫病位在脑，羌活归经膀胱，十二经脉中唯太阳膀胱经"入颅络脑"，羌活透颅可引诸药直达病所。其研制的小儿抗痫胶囊即寓此意。经临床对 1000 多例患儿的观察，小儿抗痫胶囊治疗小儿癫痫显效率 60.2%，总有效率 86.5%，患儿脑电图亦得到相应改善。

名中医朱树宽在参与中西医结合治疗中风后遗症的过程中，通过对数百例患者的观察，深感羌活在救治中风过程中功不可没，同时也真正体会到当初导师的经验之谈：治疗中风偏瘫，羌活不可用晚，黄芪不可用早。曾治周某，男，45 岁，干部。1993 年 5 月 10 日初诊。

患者 5 日前因饮酒过度，加之心情不舒，出现突然倒仆，人事不省。脑 CT 检查报告示，脑出血。经吸氧、吸痰，静脉滴注甘露醇等治疗 5 日，患者仍昏迷不醒，右半身不遂，喉间痰声曳锯，不能咳出。察面色红赤，口角歪斜，舌质暗红、苔黄厚而腻，脉弦劲有力，大便已 6 日未下。诊为中风中脏腑之闭证，遂以大黄 30g，急煎鼻饲送服安宫牛黄丸。数小时后，患者解下大量臭秽粪便，质地坚硬，神志逐渐清醒，但仍言语不利，右半身瘫痪。再予大黄 15g，瓜蒌仁 30g，枳实 10g，厚朴 10g，羌活 10g，服 3 剂后，上肢已能轻微活动，但尚不能抬离床面。继服 5 剂，右上肢抬举，同时下肢及语言功能均有不同程度的恢复。复诊见舌苔变薄，脉象转缓，遂以黄芪赤风汤加味调治月余，逐渐向愈。

以上论述及医案，应用羌活治疗取效，所治部位大脑，均可视为末梢血管微循环范畴。

中医高天辉认为，羌活治肠鸣久泻效佳。高氏对脾虚型泄泻采用参苓白术散加减治疗，一般可获效。如果疗效不佳，尤其伴有肠鸣不减者，可配羌活、白芷各 9g，多数患者经服 3 ～ 7 剂后即可见效。老中医丁光迪，治久泻不效时，也常用升阳法，惯用羌活防风效佳。肠道部位亦为末梢血管微循环范畴。

治疗皮肤病诸多中医用羌活更是普遍，如中医李庆杭治疗白癜风重用羌活。李氏在临床实践中，用羌活祛风为主合以他药，治疗白癜风每获良效。其组方：羌活 90g，当归 60g，赤芍 60g，墨旱莲 90g，熟地黄 60g，制水泛丸，为 1 个疗程的剂量，每服 9g，日服 2 次。

【病案 10】孙某，女，29 岁，工人。患白癜风 3 个月，用中西药物内服外敷皆不效，于 1987 年 7 月 29 日来诊。查患者左颈前及右季胁部各有 3 处形态不一的白斑，边缘清晰，大者 3cm×2cm，小者 0.5cm×0.5cm，舌质淡红，苔薄白，脉浮缓。证属虚风袭肌表，致气血不和，皮肤失之濡养，局部色素脱失。治宜养血活血祛风，用上丸药，1 个疗程而愈。老中医张林重用羌活 25g 治银屑病屡用屡验。从古到今所有中医都用羌活祛风除湿，活络止身痛，皮肤这个部位亦为末梢血管微循环范畴。

还有诸多病证用羌活治疗取效，如眼科病，肾病，阳痿，痛经等，这些部位基本上都是血管密集，处于血行末梢地方，也可以称为微循环部位。

综上所述，可见羌活治疗取效的重点，实际上就在血管末梢，微循环部位。所以可以考虑把羌活的主要功能定位为有效改善微循环。下面举两例我运用此认识的病案。

【病案 11】患者，男，22 岁，在校大学生。因脱发来诊。开始用验方乌发丸加减，其药组成为：生首乌、黑芝麻、女贞子、墨旱莲、桑椹、霜桑叶、生地黄、菟丝子、杜仲、金樱子、桃仁、红花、豨莶草、侧柏叶、怀牛膝等，15 剂药后，仅止住脱发，生发寥寥无几，见效缓慢。后思之良久，觉得药是正确，但是输送到头顶末梢的力量不足，于是在上方加入羌活 25g，又服 10 剂，新发已大面积长出黄绒毛，密密麻麻，甚是喜人，后继续用此方加工成蜜丸，服了 3 个月，头发长好，又黑又密。此案取效之快，关键就在于加入了羌活一药，有效地改善了微循环，头皮毛囊可以理解为血管末梢之地。

【病案 12】张某，男，64 岁。全身酸痛不已，数月不愈。患者本身亦为一退休西医医生，用多种药物治疗不效，甚为懊恼。一日在书店翻阅医书，看到笔者所著的《杏林薪传》，甚喜，认为我是一名研究性质的中医，肯定有办法解决他的疑难病症，于是按图索骥，通过 QQ 找到了我出诊的地方，要求中医治疗。

此人诉说，别无他症，就是全身酸痛不已，已经几个月了，吃过多种镇痛药，只能解决一时，不能除根。脉呈浮滑中略涩，舌嫩薄白苔，饮食二便基本正常。特别提示，房事后和遇风寒天时严重，出汗后略轻。此病说重不重，说轻不轻，整天把人搞得什么事也做不成。四诊毕，我说此病易治，三五剂药，一发汗就好。桂枝汤加减。

处 方

[组成] 桂　枝 45g　　白　芍 45g　　生　姜 10 片
　　　　甘　草 6g　　 大　枣 6 枚　　麻　黄 10g
　　　　苍　术 15g　　羌　活 15g　　当　归 15g
[用法] 5 剂。水煎服，每日 3 次。要求吃完药
　　　　覆被取汗，勿再受风。

　　结果，两剂后酸痛止，5 剂痊愈。数月之痛楚几副小药就解决。此案治疗快速，除了用对桂枝汤外，关键一味镇痛药就是羌活。可以说是专药。皮肤为末梢血液循环部位，羌活专走此处。我临床上治疗身痛，不管是风寒风热、是虚是实，一律加入羌活，收效颇速。这也是我的一点心得，其根据就来源于上述。

　　根据羌活能有效改善微循环的认识，我临床将此药广泛地运用于中风偏瘫、冠心病、阳痿、肌无力、类风湿关节炎等病的治疗中，都取得很好的效果。

 茵陈重用方有卓效

　　对于茵陈的认识，最早来源于《伤寒论》里，治黄疸的茵陈蒿汤。其中的茵陈六两要先煎，给我留下了深刻的印象，但是临床多年，读众多名家医案，却不见有大剂量使用的。

　　按当代柯雪帆教授的考察，汉时一两为 15.625g，取整数 15g 计算，六两亦为 90g。显然后世医家远远未达到张仲景的用量，故临床效果参半。

　　20 世纪 80 年代曾读过一本小册子，名为《提高中医疗效的方法》，书中讲到重用茵陈的问题，老中医王辉武认为，茵陈蒿汤用于治疗阳

黄是常法，但如何用好茵陈蒿这味主药的剂量则大有学问。

经我会诊治疗的几例重症肝炎，至今令我久久不能忘怀。重症肝炎，病情危笃，黄疸消长是病情向愈或恶化的指征，医者、病家对退黄都要求甚切，多数情况都可用茵陈蒿汤化裁，其中茵陈蒿用量为30～40g，可谓大剂量。

但经反复诊治，虽利湿、活血、解毒并进，仍不见黄疸消退，在技穷之际，想到了"经方"的剂量问题，在《长沙方歌括》"茵陈六两早煎宜"指导下，按原方剂量4.6∶1.5∶1的比例，即茵陈90g，熟大黄30g，栀子20g。因为茵陈质轻，嘱将其先用容器冷水浸泡，另煎，以保证有效成分的充分溶出。通过剂量调整以后，退黄疗效倍增。此后每见常法乏效的阳黄，都参照这种方法，调整全方剂量比例，比常规用量疗效好得多。

后又看到辽宁名老中医陈国恩重用茵陈的资料，更令人咋舌。陈老颇推徐灵胎"一病必有一主方，一方必有一主药"之说，主张精方简药，重点突出。尝谓："用药如兵，贵乎选帅用将不可随意拼凑，以图面面俱到，如此则互相牵掣，药力难以集中，何以愈病？一方之中君药用量必重，任之以权，否则即为无制之师，焉能取胜乎！"寒热虚实，辨证已明即应大胆用药。

陈老在治疗急性黄疸型肝炎时，自拟茵陈退黄汤（茵陈1250g，栀子10g，大黄10g，胆草15g，红花10g，白茅根50g，柴胡10g，茯苓30g）。

陈老体会茵陈为一年生草本植物，味苦，性微寒，阳春三月，百草生发，山野村民常以茵陈嫩苗煮食代菜，味美适口，多食无碍。该药疗效确切，退黄迅速，非大剂量不可，成人每剂不少于1000g，儿童不少于300g。

【病案13】李某，男，素体健康，1周前食欲减少，恶心欲吐，困倦肢沉，面目色黄，伴胃脘不适，厌油腻，右胁隐痛，苔黄便燥，舌红苔黄而薄，脉弦数，口腔黏膜黄染，巩膜黄染，肝右肋下2cm，质软，触痛。肝功能化验：麝浊 7U，锌浊 14U，黄疸指数 250，转氨酶 425U，碘反应（+），诊为湿重于热型黄疸，拟清热利湿退黄法。

❧ 处 方 ❧

[组成] 茵　陈 1250g　栀　子 15g　黄　柏 10g

红　花 10g　　滑　石 30g　木　通 15g

胆　草 10g　　茅　根 100g　腹　皮 20g

水煎服。服药 16 剂，历时 18 日，肝功能及黄疸指数均恢复正常，诸症悉愈出院。

前有车后有辙，自此我开始临床重用茵陈治疗黄疸，疗效显著。

【病案 14】 刘某，女，73 岁。胆管癌手术后，引起高度黄疸（TBil 为 396μmol/L），西医治疗降不下来，又因年龄大，预后不良，令其出院，因不愿坐以待毙，故从千里之外，青海赴陕寻求中医治疗。此人清癯黄瘦，面灰黄，眼结膜尤甚，脉弦细滑数，舌尖边红，苔白腻。纳差，脘胀，乏困，小便不很利，大便尚可。好在精神不错，因家人未告之患有胆管癌。现家属要求先解决黄疸，而后再治疗癌症。辨为湿热郁阻，血瘀脉络。茵陈蒿汤合血府逐瘀汤加减。

❧ 处 方 ❧

[组成] 茵　陈 90g　　栀　子 15g　生大黄 6g　　虎　杖 25g

桃　仁 12g　红　花 12g　当　归 15g　川　芎 12g

赤　芍 30g　生地黄 30g　桔　梗 10g　怀牛膝 12g

柴　胡 12g　　枳　壳 18g　　郁　金 18g　　生黄芪 45g

蒲公英 30g　　丹　参 30g　　青皮 15g

太子参 30g　　生甘草 15g　　陈皮 15g

[用法] 15 剂。水煎服，每日 3 次。

半月后，如期复诊，黄疸退净，化验 TBil 为 16μmol/L，患者精神焕发，神采奕奕，很是高兴。现已能正常吃饭，脘腹不胀，大小便正常。黄疸已解决，又为其处方，调养身体，治疗癌症。

实践证明，重用茵陈疗效可靠，临床值得推广。

麻黄的多种治疗功能

麻黄是临床上使用很频繁的一种药物，很多教材上将其归纳为解表散寒、宣肺平喘、消肿利尿，常用的麻黄汤、射干麻黄汤、小青龙汤等皆是此运用的典范。然而，临床实际上麻黄的功能远远不止这些，我还经常用于治疗各种风湿骨节疼痛，疏肝理气散结，兴阳补肾固尿等，效果也很好，所以临床上要善于开发运用麻黄治疗多种疾病。现介绍补充贾亚夫先生在这些方面运用的成功医案和医话，我均重复过，可行。

◆ 坐骨神经痛

坐骨神经痛多为坐卧湿地，感受寒湿所致，沿足太阳经脉发病。因此和太阳经气的不通有密切关系。麻黄能疏通太阳经气。《日华子本草》谓"通九窍，调血脉"，《现代实用中药》认为"对关节疼痛有效"，张锡纯谓麻黄"于全身脏腑经络，莫不透达，而又以逐发太阳风寒为主治之大纲"。但一般用量作用甚微，不足以除此沉疴，常须用至 15 ～ 30g。

【病案 15】甄某，女，35 岁。右下肢后侧窜痛连及腰背，难以行走，兼头身困重，舌淡红，苔白腻，脉沉缓。前医以化瘀镇痛，温阳通络方 10 余剂无效，且增纳呆腹胀。综合脉证，考虑为寒湿痹阻，经络不通。

❧ 处 方 ❧

[组成] 麻　黄 20g　　黑附片 15g　　薏苡仁 50g
　　　　白　芍 50g　　木　通 15g　　党　参 30g
　　　　甘　草 10g
[用法] 水煎 1h，分服。

---

2 剂后病减大半，复进 3 剂，病告痊愈。

后以麻黄 15 ~ 30g，附子 15 ~ 30g，白芍 30 ~ 60g，薏苡仁 30 ~ 60g，地鳖虫 10g，甘草 10g 为基础方，年高体弱者，加党参；腰膝沉重者，加防己、木通；咳则痛剧者，加桑白皮、杏仁。煎 1h。治愈本病患者不下数十人。但患者见舌红无苔、脉细数等阴虚之象，则宜慎用。

◆ 五更泄

五更泄常见于黎明阳气升发之时，发则腹鸣泄泻，虽与阳气不足有关，但和阳气当升不升，郁而不发亦密切联系。"麻黄轻清上泛，专疏肺郁，宣泄气机"（《本草正义》），对病久而阳虚不升者甚为切当。

【病案 16】张某，男，45 岁。每日凌晨三四点钟时腹痛泄泻，时 2 年。饮食正常，无肢冷。多次应用补脾温肾、收敛止泻等药无效。查舌淡红，苔薄白，脉缓。

处 方

[组成] 麻　黄 8g　　党　参 10g　　白　术 10g

　　　　薏苡仁 15g　　半　夏 10g　　茯　苓 10g

　　　　甘　草 8g

[用法] 水煎服。

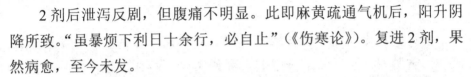

2剂后泄泻反剧，但腹痛不明显。此即麻黄疏通气机后，阳升阴降所致。"虽暴烦下利日十余行，必自止"（《伤寒论》）。复进2剂，果然病愈，至今未发。

此后，凡遇体壮之人五更腹泻，皆加麻黄 5 ～ 8g，奏效颇捷。

◆ 臌胀

臌胀多因积聚日久，阻塞经络，水毒气结聚乎体内而成，清阳不升，浊阴不降，水湿不得排泄，则腹胀如鼓。患者常苦于小便不利。攻逐虽能见效，但大伤正气，且不久即发，为人所不道。温阳利水又缓不济急，颇费心思。实际上，肺为水之上源，主一身之气，肝升肺降才能维持正常气机活动。膀胱为太阳之府，太阳不舒则膀胱失去气化功能。臌胀与肺及太阳经脉密切相关。因此，临床以麻黄 5 ～ 8g，水煎服后，上通则下达，则每每汗出周身，随即尿如泉涌，诸症得以缓解。再以麻黄 8g 加入健脾益气，利湿化浊剂中，标本兼治，可使病不复发。此提壶揭盖之法，屡用屡效，颇感得心应手。

【病案 17】陶某，男，6 月龄，先天胆道闭锁，经手术后，引起肝硬化腹水，我使用验方施治。

处 方

[组成] 柴　胡 6g　　当　归 6g　　赤　芍 10g　　丹　参 15g

土鳖虫 10g　白蒺藜 15g　合欢皮 15g　生大黄 1g

茯　苓 15g　猪　苓 10g　白　术 10g

桂　枝 6g　　泽　泻 10g

[用法] 7 剂。水煎服，每日 200ml。

腹水纹丝不动，小便量逐渐减少，后思良久，认为应该用提壶揭盖法，宣肺气，于是在前方中加入麻黄 3g，又续服 7 剂，服后小便量明显开始增多，效不更方，而后又以健脾利湿之法，方中不离少量麻黄，病孩逐渐步入治疗坦途。

◆ 恶性肿瘤

此类疾病多由阴凝之邪积聚而成，故常见舌暗苔腻，堪称顽疾。麻黄破癥坚积聚，能使阴凝之邪"从阴出阳，则癥坚积聚自散"，堪称对证之品。历年以麻黄 5～10g，伍白芥子 15g，薏苡仁 15g，半枝莲 15g，茯苓 15g；正气大虚者，加人参 5g，银耳 8g；阳虚者，加附子 8g，鹿茸 2g；阴虚者加山茱萸 15g。所治数例，皆使症状缓解，生命延长。

◆ 缩尿

麻黄通利九窍，宣肺利小便，但若伍以石菖蒲、桑螵蛸、益智仁等，又能治疗遗尿症。因肺为人体的相傅之官，主司治节，关系于一身的功能协调，肺失肃降，则小便不通，发生癃闭多肺失治节，则膀胱当闭不闭，发生遗尿。麻黄、菖蒲既能助肺通调下达，又能助肺宣发疏散，使肺升降得宜，癃者得通，不约者得闭，此法临症中多为人所不解，但疗效确切，不可忽视。若在辨证基础上加入麻黄，效果更佳。

【病案18】陈某，女，10岁。半夜睡中尿床已5年，多方求医治疗无效，其父母又找各种偏方服用亦无效，经人介绍寻求于我处，治疗其女。刻诊，身高1.3m左右，发育正常，面白略胖，舌淡苔白，脉浮濡，饮食尚可，学习上进，仅是每晚遗尿1～2次，令全家烦恼，小孩随着年龄增长亦感难堪。

❦ 处 方 ❦

[组成] 益智仁30g　覆盆子15g　金樱子15g　五味子6g
　　　　莲　须9g　　杜　仲15g　山　药15g　太子参15g
　　　　桑螵蛸15g　韭菜子15g　麻　黄10g
　　　　鸡内金10g

[用法] 7剂。水煎服，每日2次。

服完3剂即见效，每晚偶有遗尿，7剂服完即正常，不再遗尿。全家甚喜。

【病案19】一例颈椎痛患者用药后出现意外反应。

该患者颈椎增生压迫神经引起疼痛，我用了经方葛根汤加减治疗。

❦ 处 方 ❦

[组成] 葛　根100g　　麻　黄30g　　桂　枝30g
　　　　赤、白芍各30g　鸡血藤30g　　海桐皮15g

医话留香之单药巧用

片姜黄 15g   羌　活 15g   生　姜 6 片
大　枣 6 枚   生甘草 30g
血　竭 6g

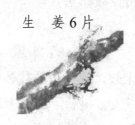

[用法] 7 剂。水煎服，每日 3 次。

患者服后疼痛大减，效果很好。患者复诊时，一见面就说好，但是话语紧接就是一转，说：好了上头，难了下头，吃药后，小便困难，几近难出。我一听，认为不会吧，连忙翻出案底，看了半天，觉得葛根汤对证，没有什么问题。怎么能引起小便难呢？反复思之，再观药方，突然领悟，问题出在麻黄上了。量太大了，故虽麻黄有开表镇痛作用，但也有缩尿作用。回想自己在治疗小儿遗尿中，必用麻黄止尿，效果很好，联想到此，一定是麻黄的作用。二诊取掉麻黄，再服，结果小便犹如泉涌，恢复自然。由此想到偶然中含有必然，又多此一知，故记之。

◆ 疏肝解郁

在临床上，每见由于情志不舒，气机郁结，不能宣泄而造成气、血、痰、火、湿、食诸疾，治疗颇感棘手。

朱丹溪曰："气血冲和，百病不生，一有怫郁，万病生焉，故人身诸病，多生于郁。"郁结为病，尤以肝郁气滞最为多见。

遇到此类患者，起初我多选用柴胡疏肝散加郁金、青皮、合欢皮等味，但效果并不全部令人满意。后来受《内经》"诸气膹郁，皆属于肺"的启示，想到肺为气之主，郁结为病，气机阻塞，肺气亦不得宣泄，此时若在疏肝方中稍佐一味麻黄以开提肺气，令郁闭得开，岂不正投机缘？

【病案 20】引自《陈沫金医话医案》。

患者，女，32 岁。诊时，诉其两胁胀痛，口苦，不思食，经前两乳胀硬作痛，经来滞涩，少腹痛，脉弦而细，经用柴胡疏肝散加丹参、青皮、郁金、路路通等味，10 剂仍无效果，后在原方中稍加麻黄 6g，3 剂而诸症悉除。因而悟出，疏肝解郁，还应注意宣肺。

老年阴道炎专药——甘草

老年阴道炎临床上挺常见，不知大家遇得多不多。我经常遇到一些老年妇女，55 岁以上的，找我诉说腰干（陕西土语，即月经已绝）已多年了，最近不知怎么的，又有白带了，阴道火辣辣的痛，而且还外阴瘙痒，以为又得了什么不好的病，心中甚为恐慌。看西医用了不少药，总不见效。其实这不是什么大病，乃老年性阴道炎。老年妇女绝经后，雌激素减少，阴道内环境由酸性变为碱性所为。中医认为是肝肾阴虚，虚火克脾，造成的湿热下注。治法以滋肝肾利湿热为宜。但是汤方起效总是比较慢。而患者总是想要快速治好，逼得我只好寻找快速疗法。经过多年摸索，我在临床上终于找到一则外洗法，即一味甘草熏洗方，见效颇速。

一味甘草熏洗方

［组成］生甘草 60g

［用法］上药用水煎煮 20 分钟，先用热气熏蒸，
稍凉再用温水洗浸。每天 2 次，每次
15min。

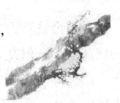

【病案 21】2005 年，曾治一茶商老板的母亲，58 岁，找到我说外阴瘙痒得很，还有白带，以为得了妇科上什么癌症，在省妇幼医院，肿瘤医院做了检查，说没有大问题，只是老年性阴道炎，只开了些外

医话留香之单药巧用

洗的药和内服的西药，效果不明显找到我，要求中医治疗。我经过四诊，认为是肝胆湿热下注，给开了龙胆泻肝汤加减，外用苦参蛇床子熏洗。药后反应有点效果，不明显。我就又开了二两生甘草，3剂，水煎外洗。1周后告之，已不痒了，也没有白带了。痊愈告终，患者还专门给我从陕南带了几盒上等茶叶以示感谢。

按：生甘草清热解毒，还具有类激素作用，也许这就是它能治老年性阴道炎的原因。不知对否。望高明者解之。

◎网友交流

网友小青龙汤：王老师你好，曾读过你一篇生甘草60g加水1L熏洗治疗老年性阴道炎的文章。最近治疗了一个患者，用了这个方法果然效果显著，一开始我觉得量大只用了30g，患者说有效，但不明显，用到60g后，果然大不一样。治疗至今已1个月余，未见复发，效果非常好，患者已经没有任何症状了，妇科检查一切正常。这都是您的宝贵经验，学生在此谢谢您，向您致敬！

 反流性胃炎之星——金钱草

说起金钱草很多老百姓都知道是一味治疗胆结石的良药，可以称为妇孺皆知。但是，金钱草能治疗胆汁反流性胃炎的人可能知道的不多，而且方法极简单，特效。对于基层医生和一般稍懂些医学知识的人可以说是一种方便易行的好方法。

临床上胆汁反流性胃炎，常见胃脘灼痛、烧心、反酸、腹胀、呃逆、口苦等。中医用药一般用甘草泻心汤和佐金丸一类，大方频进，效果尚可。然而有些人不习惯喝大剂中药，总是问我有何简单办法，我常反问，能喝茶或苦咖啡吗？答曰：能！我说那就有，我给你配料清凉茶，喝 1 周就见效。问曰：何茶？答：一味金钱草。此法乃我向重庆名医王仁强先生学习得来，效果非常好。

金钱草味苦性凉，具有清肝胆湿热、利尿通淋之作用。胆汁反流性胃炎诸多症状，在中医的病机里归为肝胆湿热，胃热上冲，此药恰合病机。

在西医内镜检查中，常发现胆汁反流性胃炎的胃黏膜，有金黄色液体或其他污浊分泌物附着于胃黏膜的皱襞凹陷之中，这些反流液体在以酸为主的胃内环境下，往往破坏了胃的"酸碱平衡"，进而造成胃炎形成，对此，中药治疗由于一次大量服药，且间隔时间长，往往"药汁穿胃过，热邪胃中留"，不能保持有效浓度，故而治疗不佳。但是把金钱草当茶喝就不一样了，由于不时频饮，达到不断冲刷、荡涤反流液体，就像对胃黏膜起到一种外治清洁消毒的作用。

金钱草茶，可不断与反流于胃的胆汁样液体中和稀释，使药物始终在胃内保持高浓度有效成分，同时又可随小便次数增加使滞留在胃的有毒成分随小便而去，从而达到中医的清热利湿之功效。

我曾用此法治一中年男性司机，因骨折在我处中医治疗，顺便要求治胆汁反流性胃炎，主证是泛酸，胃中灼热，胀满略痛，但不想再喝中药了，我即予此法，金钱草 100g 当茶饮，3 日症消，1 周即愈，效果令人刮目相看，十分惊讶。

此法简便易行，药物甘淡不苦，费用低廉，患者乐于接受。值得指出的是，现代医学证实胆汁反流性胃炎是因胃舒缩功能障碍造成胃肠动力低下，使胆汁反流于胃所致。而药理研究也证实，金钱草不是通过反射性地使胆囊收缩发挥疗效，而是通过促进肝细胞分泌胆汁，使 Oddi 括约肌松弛并排出胆汁而取效的。这说明金钱草代茶饮治疗本病还是有道理的。

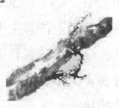

金钱草代茶饮

[组成] 金钱草鲜品 150g（或金钱草冲剂
4～5g）

[用法] 水煎服，每日不时频饮。

金钱草代茶饮可鼓动脾阳，恢复胃之和降的生理功能。若非温服，则会使胃脘更加冷痛，加重饮停胃脘等一系列症状。为了保证治疗成功，在取得效果后，应继续用本品代茶饮维持治疗 2 周为妥。

吴茱萸外敷巧治高血压

【病案 22】我曾治一中年男性高血压患者，为某物业公司经理，常年高血压，血压 160/110mmHg，经常头晕失眠，两腿酸软。辨证为肝肾阴虚，肝阳上亢。用张锡纯镇肝熄风汤加减。

1 周后基本恢复正常，但舒张压始终高于 90mmHg。患者又嫌中药不好喝，要求给予中成药。我又给予杞菊地黄丸常服，疗效也是时好时坏，颇为苦恼。无奈，又加服西药代文之类。

服用一段时间又找到我说西药不良反应太大，长期服用会伤肝肾。并说最近报纸上登了一份广告，药贴肚脐治高血压，一个疗程 300 多元，问我行不行？我说恐怕不行，略加思索，随手就开了吴茱萸 100g，现场打粉，又买了 4 张最便宜的伤湿镇痛膏，一匙吴茱萸粉，一小杯醋，调和好，敷在双足涌泉穴。测当时血压为 140/100mmHg。

第 2 日中午，该患者又来了，现测血压 125/80mmHg。该经理叫了起来，神了！两块钱不到竟然把血压降到这么好的程度。

鲜藕取汁治鼻衄

临床上经常碰到鼻衄、齿衄、倒经的患者，我在早期惯用犀角地黄汤进行治疗，后来看到名医郑侨的藕节地黄汤专治此类患者，疗效显著，就学习并运用于临床，每每应手取效。

郑侨的藕节地黄汤组成为藕节、生地黄、麦冬、玄参、甘草。功用：养阴清热，凉血止血。主治：热伤阳络衄血证，如吐血、衄血、便血、发斑。

本方源自《千金方》犀角地黄汤。犀角地黄汤为甘咸微苦之剂，功用为清热解毒，凉血散瘀。

郑老在讲解此方时特别指出，此方有效，贵在用生藕节，其味甘，性寒，能解热，凉血散瘀，止吐衄及止淋漓，一切血证，单用生藕节亦可收到满意疗效。

看到这里，我突然想到平时治疗鼻衄患者，虽说服药都能治愈，但小儿居多，服两三剂汤药就不愿再服了，缘于药味不好喝。现代的小孩，我经常戏称为喝可乐长大的一代。小小年纪喝苦药水，确实不便。能不能找一个简便的方法？

于是就想到藕节这里。既然郑老中医说此方关键之药为藕节，那么藕节不是长在莲藕上吗？煮藕节既不干净又不好喝，直接取莲藕怎么样？于是再遇到小儿鼻衄患者时，我有意不开汤药，令其父母买大量莲藕和马蹄榨汁加白糖频饮，连用 1 周，结果收到了预期的效果，鼻衄得到了治愈。有时为了更方便，直接让患儿父母煮莲藕，将汤汁加白糖当饮料随意饮用 1 周，亦收到了良好的疗效。

此法有效方便，不愿私藏，故录出供同道参考用之。

医话留香之单药巧用

医话留香之名方应用

 从自治吐血一症谈大黄黄连泻心汤

诊余闲谈中，经常听人说到"医不自治"这句话，言者信誓旦旦，听者无不点头称是。我却不以为然，常出反调，遭人讥笑。

我的理论是既然能治好别人的病，就应该能治好自己的病。人家是人，己亦是人嘛。自己治不了自己的病，说明两点，一是技术不高，二是没有自信，实际上是对患者不负责，轻视别人生命，珍贵自己身体。为医者如果常拿这句话遮羞自己，我们认为是医德问题，不值得提倡。

我不认为自己技术高，但坚信人病即己病，既然能治好别人的病，就应该能治好自己的病。历史很多名医都是自己患病久治不愈，而自修中医自己治疗而愈，走上医学之路，黄元御、恽铁樵、岳美中等就是例子。由此可见，"医不自治"是一种谬论，不值得一提。我有病，包括家里人有病，只要我能治的，均是自己治。这是提高医技的一个很好的途径。现就自治齿衄而愈，谈谈学习经方大黄黄连泻心汤的体会。

1995年5月的一天，我因公出差到河南新乡市，经过半天多车马劳碌，晚上住到了宾馆，20时前后，牙龈突然大量出血，一口接一口地唾血，甚是骇人。

我思索片刻，在想是去医院，还是自己治。去医院一般是注射止血药、维生素 K 或仙鹤草素。不过这么晚了，还去医院麻烦人，有些不好意思。干脆自己治吧。怎么治？是用云南白药还是喝汤剂？汤剂肯定快，于是想到了大黄黄连泻心汤，不用煮，方便。

刚好楼下不远有个药店，就进去买了酒大黄 10g，黄连 10g，急忙回到房间用开水浸渍了 1 小杯，约有 150ml，10min 后开始喝，每次 50ml，每 5min 喝 1 次，共喝了 1 杯，20min 后齿衄完全止住。快得令人惊讶。没想到《伤寒论》的经方这么神奇，这么速效，真令人不可小觑。以往我用经方都大剂水煮，对这种一二味的小方，尤其是泡渍的，绝少用到，认识也不深刻。

自此以后，彻底转变了观念，不管大方小方，经方时方，偏方单方，只要有效，尽管拿来一用，不能存偏重大方正方之念。大黄黄连泻心汤出自《伤寒论》154 条，原文为："心下痞，按之濡，其脉关上浮者，大黄黄连泻心汤主之。"

《伤寒论》164 条："伤寒大下后，复发汗，心下痞，恶寒者，表未解也。不可攻痞，当先解表，表解乃可攻痞。解表宜桂枝汤，攻痞宜大黄黄连泻心汤。"

《金匮要略》："心气不足，吐血衄血，泻心汤主之"（方内有黄芩）。

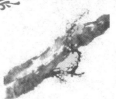

🎋 大黄黄连泻心汤方 🎋

[组成] 大黄二两，黄连一两。

[用法] 上二味，以麻沸汤二升渍之，须臾绞去滓，分温再服。

注："麻沸汤"即开水。水沸时，水面气泡很多，浮动如麻，故名。

方解：本方可以清热泄痞。大黄用量只有承气汤的一半，又只用开水（麻沸汤）泡一泡而不煎煮，目的不在泻下，与黄连同用，可清

医话留香之名方应用

胃中邪热而泄痞气。

此方清泻上焦头面之火很灵，虽说张仲景《伤寒论》中叙述过简，但是后人运用基本上都不出清上焦火盛而致的各种衄症，如鼻衄、目衄、齿衄、肌衄等。

我在临床上治疗鼻衄、舌衄、吐血等症，不论虚实，均用此方，或单用，或加入复方中，都能收到很好的疗效。特别要注意，此方要用开水泡渍，单服或兑入复方中，不能随其他药一起煎，此点尤为重要，切记！

对于虚实寒热等问题，我是从汤方辨证角度使用，有是症，用是药，这是《伤寒杂病论》中一个很常用的原则，所以不顾其他。对于这一点只是自己的认识，不一定对。

对于这个方子的认识，我认为已故伤寒大家陈亦人先生分析论述得比较深刻透彻，我在1987年读陈亦人先生《〈伤寒论〉求是》一书时就有深刻印象，故有上述自治1例。现将此段高论献给大家。

热实痞证，其病机是热聚于胃，胃气壅滞。由于不是有形的实邪内结，所以虽然心下痞满，按之却濡软不硬。但这仅是与结胸证有形邪实的心下痞硬比较而言，假使胃气壅滞的程度严重，也可能心下痞硬。

热痞的脉象既可能是沉紧，也可能是关上浮，同是热痞，何以会有截然不同的脉象？前者表明热结胃脘，后者标志着胃热独盛，这是一证多脉，临床常常有这样的情况，脉虽不同，而所主病机是一致的。然而必须结合证候具体分析，单据脉象不可能得出正确的诊断。

治疗热实痞证，何以不用辛寒、甘寒，却用苦寒的大黄黄连泻心汤？这是因为辛主散，辛寒药物能达热向外，适用于无形散漫之热，痞证乃邪热内聚，所以不用。甘主滋，甘寒药物能滋养津液，适用于胃阴虚而余热未尽，痞证热壅气滞，胃阴不虚，所以不用，甘寒腻滞，有恋邪之弊。苦主燥，能直折壮火，清泄内聚之热，所以治疗热痞宜用苦寒。据此使用芩连已能胜任，何以又用大黄？

痞非有形热邪内结，而且病位偏上（肠府未实），岂不虑诛伐无过？《伤寒论》205条中已有"阳明病，心下硬满者，不可攻之"的禁例。

临证传奇·叁 留香阁医话集

岂不是自相矛盾？要知本方之用大黄，不同于承气汤。吴又可曾将大黄与黄连比较，得出"黄连苦而性滞，寒而气燥，与大黄均为寒药，大黄走而不守，黄连守而不走，一燥一润，一通一塞，相去甚远。"大黄与黄连黄芩配伍，目的在于增强清泄痞热作用，而不是泻下有形之结。如何才能收泄痞之功，避免泻下之弊？

不用煎剂，改用浸剂，有着重要意义。法以"麻沸汤二升渍之，须臾绞去滓，分温再服"，这样就变苦寒沉降为轻扬清淡，取其气而不取其味，既可避免药过病所，又可提高泄痞效力，从而达到扬长避短，受功免弊。

徐灵胎称赞"此又法之最奇者，不取煎而取泡，欲其轻扬清淡以涤上焦之邪。"这里有一个值得注意的问题，必须掌握浸泡的时间，所谓"须臾"即片刻的意思，假使泡的时间略长，就达不到轻扬清淡的要求。至于原文方中药仅大黄黄连两味，林亿校定时提出"恐是前方中亦有黄芩"。可是后世注家的意见不一。根据庞安常《伤寒总病论》载大黄黄连泻心汤方中有黄芩，应当以有黄芩为是。由于本方有轻清泄降之功，所以临床上用以治疗吐血、衄血、眼目赤肿、口腔生疮，以及湿热黄疸等，都有一定疗效。

本人曾治肺结核大咯血数例。皆是咯血反复发作，多次注射脑垂体注射液，咯血均暂止复作，颇感棘手。根据患者咯血鲜红，咳嗽头汗，时时火升面红，胸脘痞闷，不欲进食，大便干结不畅，舌红苔绛黄而腻，脉数有力，诊断为肺胃蕴热，气火上逆，遂用大黄9g，黄连3g，黄芩9g。开水渍泡须臾，去滓分多次频服，服药后咯血之势渐缓，由鲜血转为暗红色血，大便依然不畅。续方增入全瓜蒌12g，海浮石12g，黛蛤散15g，茜草炭9g。连进3剂，痞除便畅，火升面赤消失，咯血全止，继续观察两周，咯血未再发。

按：大黄黄连泻心汤止血不如脑垂体注射液快速，但效果持久，又非垂体注射液所能及。然而该方所治为热实证，若气阴已伤，则不可使用。治宜补气摄血，或兼敛阴止血。必须辨证用药，方能避免虚虚实实之弊。

天仙藤散临证新识

说起天仙藤散这个方子，可能青年中医知道的很少，而且估计运用的也不会太多。

这个方子最早出于《妇人大全良方》中：天仙藤（洗，略炒）、香附（炒）、陈皮、甘草、乌药（软白者、辣者，良）各5分。为末。上每服5钱，生姜、木瓜、紫苏叶各3片，水煎，每日服3次。用于治疗"妊娠胎水肿满"证。后亦见载于明代王肯堂的《证治准绳》。

据《妇人大全良方》说："淮南陈景初，名医也，独有方论治此病，方名初谓之香附散，李伯时易名曰天仙藤散也。"全方共8味药，天仙藤味苦性温，功能活血通络，又能利水消肿；香附、陈皮、乌药、紫苏叶理气行气；木瓜舒筋活络；生姜、甘草和脾散水。方后语曰："小便利，气脉通，体轻，肿渐消，更不须多服也。"可见，本方在于调气通脉。这个方子看起来不起眼，但却是我临床中治疗妇女水肿和肤胀（严格说起应叫特发性水肿或功能性水肿）的一张王牌方子，且屡用屡效。

临床上我经常遇到一些妇女身肿、手脚胀，要求给予中医治疗，其绝大多数患者的病程都较长，时轻时重，反复性大或经年不消，水肿以四肢明显，手按有坑陷，患者自觉有紧张感，甚至手指难以拳握，脚有憋胀感。其水肿多在清晨卧后减轻，活动后明显加重，水肿还每于经期前后加剧，并与活动疲劳及气候寒冷有关。这种特发性水肿是临床上的常见病，尤其多发于中年女性患者，目前对其发病机制尚未完全明了，缺乏特异性的诊断手段，疗效不够理想。目前倾向于认为属于功能性水肿之列，中医学依其临床表现归属于"肤胀""水肿"范畴。

对于这种病的治疗，我开始是从三个方面考虑的。肺、脾、肾三脏主管体内水液的调节，肺宣通水道，脾运化水湿，肾蒸腾气化，水肿潴留显然是体内水液新陈代谢发生了障碍，故而先是用柴胡疏肝散，不效；继而用连珠饮（即四物汤合苓桂术甘汤），少效；又用当归芍药散，亦是略效。总之，疗效不理想。对此思之良久。自认为辨证无误，应该取效，但辨证分析再合理，疗效不佳也不行。带着这个问题，我先后翻阅不少资料，一日，偶然看到一篇医话谈到这个问题，分析入理，方案切实，心中一下豁亮，疑问顿时冰释。

该老中医在文中写到，对于水肿，传统认识多归咎于肺、脾、肾三脏，所谓"其本在肾，其标在肺，其制在脾"，古训昭然。治水也多责此三脏，似为公式定理，不能逾越。然世间万物，有常有变，矛盾有其普遍性，亦有其特殊性。

特发性水肿在病机上即非肺、脾、肾三脏职司偏颇所可以解释，故循此三脏立法论治也难取得满意疗效。

人身气之流行，肺、脾、肾之作用固应肯定，但斡旋襄赞，莫不仰赖肝之疏泄。疏泄得当，则气机流行，水道畅利，水液随之升降上下；反之则气机郁结，水液因之滞留。故肝之或疏或结，关乎于气之运塞，水之流止。

验之本病水肿时轻时重，或聚或散，口干渴饮，显系肝郁气滞，水津敷布不匀，而现"旱涝不匀"之象；水肿与臃肥并见乃水脂混浊不分也；胸闷腹胀神疲思睡，乃肝疏不及，气机失布，脾困湿滞所成；月经愆期行而不畅，经前紧张，又莫不与肝郁累及冲脉、气病及血之机制相关。病程长，浮肿久，而形不减，食不衰，显非虚证可比。

所以，纵观本病浮肿，既无病肺之风水象征，又无肾之阴水所属，病脾者乃为肝所累，所谓主病在肝，受病在脾也。故本病在病机上首责于肝。治用天仙藤为效。

读完此文，真如醍醐灌顶，心中透亮。真有一种"踏破铁鞋无觅处，得来全不费功夫"的畅快劲。自从得到对治疗这种病的新认识后，以后我在临床上遇到该类患者，用天仙藤散治疗如鱼得水，效果大有改观，患者十分满意。

【病案 23】陈某，女，35 岁，2006 年 5 月来诊。高个，面白，身微胖。说听朋友介绍特意来就诊。

此人舌微红，苔白，脉双关滑大，寸尺不足。述说经常性下肢水肿。检查：胫骨以下按压有坑，但不似肾炎或心脏病患者严重，上班活动后加重，晨起眼睑肿胀。尿检正常。无腰痛。但困乏无力，月经偏少，脾气急躁。饮食、二便基本正常。对此，我辨为肝郁血虚。

❧ 处 方 ❧

[组成] 当　归10g　　川　芎10g　　白　芍30g　　生地黄15g
　　　　茯　苓30g　　猪　苓15g　　泽　泻15g
　　　　桂　枝15g　　白　术30g

[用法] 5剂。

满以为会见效，谁知想得太乐观。1周后又来，一进门就说吃了5剂药一点效果都没有，要求再给好好看看。没办法，只好重新诊治。经过辨证，我认为是血虚水停。

❧ 当归芍药散 ❧

[组成] 当　归10g　　白　芍30g　　川　芎10g
　　　　茯　苓30g　　泽　泻30g　　白　术15g

[用法] 5剂。

患者持方取药而去。1周后，患者再来诊。述这几剂药有些疗效，腿肿有些减轻。我也检查了一下，看似轻了些，但仍然是肿。效不更方，继续5剂。

前后又用了十几剂药，病情没有大的进展，患者也有些不耐烦了。我也有些着急了，吃了这么多药，我竟然有点束手无策，萌生退意，欲令患者另请高明。但是看到患者对自己信任有加，又不应该放弃。于是在治疗期间翻阅了大量资料，终于找到了解决的办法。启用天仙藤散加减，改散为汤，一次即见大效，10剂药即完全治愈了该患者的特发性水肿。

自从治好这例特发性水肿患者，我以后凡遇到该病，首选之方就是天仙藤散，屡用屡效，并把此方稍作加减用于所有具有轻微水肿特别是兼有肤胀的患者，每每收效。

天仙藤散（笔者常用方）

［组成］天仙藤 15g　香　附 18g　乌　药 15g
　　　　紫苏叶、紫苏梗各 10g　　陈　皮 10g
　　　　鸡血藤 18g　楮实子 15g　苍　术 18g
　　　　生　姜 6片　木　瓜 6g　甘　草 6g
［用法］水煎服。

此方以天仙藤、香附疏肝行水为君。天仙藤乃马兜铃的带叶茎藤，味苦、性温，无毒，有祛风利尿、活血通络之功，既可以理气，又可活血。紫苏叶、紫苏梗、乌药香窜行气，冀达"气行则水行"之目的为臣。佐以陈皮、生姜、木瓜理气和中通络。甘草调和诸药为使。以此为基本方，临床随症增减。我习惯加苍术和鸡血藤于其中，疗效似更好，一和血通络，一健脾燥湿。

另说明一点，在摸索治疗特发性水肿时，我曾经也想到过肝气郁滞，用过柴胡疏肝饮治疗，不效。这是为什么呢？这就是药有个性之长，方有专用之妙。此方为什么叫天仙藤散而不叫别的名字，就是为了突出天仙藤这味药。这一点切记，什么药都可以换，唯此不能换，

医话留香之名方应用

且唯此为大为重耳。

 ## 独活寄生汤千金之良方

唐朝是个人才辈出的年代，其中孙思邈就是一位伟大的医药学家，其撰著的《千金方》更是家喻户晓，人人皆知。作为学中医者，更是厚爱有加。平时在临床上我常用《千金方》，诸如温胆汤、犀角地黄汤，但尤其偏爱独活寄生汤，在治疗腰腿痛中每每首选，疗效卓著。

独活寄生汤来源于《备急千金要方》，原文如下："夫腰背痛者，皆由肾气虚弱，卧冷湿地当风得之。不时速治，喜流入脚膝为偏枯、冷痹、缓弱疼重，或腰痛、挛脚重痹，宜急服此方。"

独活寄生汤

[组成] 独　活 3 两　　桑寄生 2 两　　杜　仲 2 两　　牛　膝 2 两
　　　　细　辛 2 两　　秦　艽 2 两　　茯　苓 2 两　　肉桂心 2 两
　　　　防　风 2 两　　川　芎 2 两　　人　参 2 两
　　　　甘　草 2 两　　当　归 2 两　　芍　药 2 两
　　　　干地黄 2 两

[用法] 水煎服。

注意，方中独活用量较重（3 两），其余药物均为 2 两。这是一个关键点。很多人都会用这个方子，但常说疗效不佳，我观其方，发现其中独活不是用得轻了就是与其他药平行，完全违反了制方人的本意，故而不效。笔者在临床应用此方时常用量稍有变化，具体如下。

[组成] 独　活 45g　　桑寄生 30g　　杜　仲 30g　　牛　膝 15g

　　　　细　辛 10g　　秦　艽 12g　　茯　苓 15g

　　　　肉桂心 6g　　 防　风 10g　　川　芎 10g

　　　　人　参 10g　　甘　草 10g　　当　归 10g

　　　　芍　药 10g　　干地黄 15g

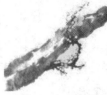

　　天津名老中医王士福在《治痹之秘在于重剂》一文中有载："如疼痛较重，舌苔白厚而滑者，加独活一味。此药不但有疏风散湿之功，若用至 60g，既有镇痛之神效，又无副作用。"本方是治疗痹病的名方，也是治疗腰痛的效方。古人因没有现代风湿性关节炎、类风湿关节炎、坐骨神经痛、腰椎间盘突出症、强直性脊柱炎、腰椎骨质增生等疾病的概念，故凡腰腿痛类证皆从宏观病机分析入手，采取有效方药治之，从而留下了独活寄生汤这首效方。

　　我临床几十年，用过治腰腿痛的方子无数，疗效都不是很满意，而且还要分型辨病，十分麻烦，一直都想找一个方子作为基础方。后在某医学杂志中，发现有人用独活寄生汤治疗现代医学中风湿性关节炎、类风湿关节炎、坐骨神经痛、腰椎间盘突出症、强直性脊柱炎、腰椎骨质增生等所致腰腿痛效佳，而且不详细分型辨病，统统用该方为主治疗，仍然取得显著疗效。有这么一个执简驭繁、药精效宏的方子，何不取之为我所用？

　　自此后，在临床上凡是腰腿痛病证，皆用此方验之，并不断地从药量上、药味上体会用方之妙，最后终于形成了用独活寄生汤治腰腿痛的专方。

　　中医把风湿性关节炎、类风湿关节炎、坐骨神经痛、腰椎间盘突出症、强直性脊柱炎、腰椎骨质增生等现代疾病造成的腰腿痛大多归结于痹证一类。在《黄帝内经》中即有痹病的论述："风、寒、湿三气杂至，合而为痹也。其风气胜者为行痹，寒气胜者为痛痹，湿气胜者为著痹也。"在此明确指出，痹病的成因是风、寒、湿三种邪气联合侵袭人体。湿邪的特点是重着、黏滞，其致病特点是缠绵难愈。大致是由于湿邪的这种致病特点，使痹病的治疗颇为棘手，病情时好时坏，反复发作，大部分患者病程日久而不愈，特别是遇到天气即将变化时，病情加重或复发。因此，这类患者具有"天气预报"的称号。一般认为病程日久的疾病大多出现两个方面的变证：一是久病多虚，二是久病多瘀。

久病多虚。结合痹病来看，病程日久，其虚多在气血和脏腑。由于本病日久，同时加上久服祛风散寒除湿等温燥之品，大多出现气血的耗伤，从而导致气血两虚证。所以，在治疗此类疾病时，要注意有无气血不足的情况。再者，病程日久，由痹病初期的病在"筋脉肉骨"累及"脏腑"。由于痹病属于筋骨病变，而"肾主骨""肝主筋"，其累及的脏腑必然是肝与肾。肝与肾同居下焦而同源，所以在治疗痹病日久时，若见肝肾不足者，必配伍补益肝肾之品。

久病多瘀。这种理论来源于叶桂"久病入络"的观点。络即经络，经络是气血运行的通道。久病入络而气血通道受阻，故见瘀血之象。比如类风湿关节炎反复发作导致小关节变形即是瘀血的典型表现。

通过对痹病日久的分析，再来看一下本方的组成：独活、桑寄生、细辛、秦艽、防风均能祛风散寒、除湿镇痛；桑寄生、杜仲、牛膝、肉桂心、干地黄均能补益肝肾；茯苓、人参、甘草、川芎、当归、芍药、干地黄即八珍汤去白术，能够补益气血；牛膝、川芎、当归均能活血。可见本方既能祛风散寒除湿，又能滋补肝肾，益气养血，并能活血。与上面分析痹病日久的病机相一致。所以本方主治的特点是痹病日久，肝肾不足，气血两虚，经络瘀滞。其中，病程日久是最客观的指征。此类痹病的证候表现有腰膝疼痛，关节屈伸不利或麻木不仁，或关节变形，畏寒喜温，或伴有心悸气短，舌淡苔白，脉细弱或细迟等。

由于本方含细辛，其镇痛力强，独活、秦艽、杜仲、肉桂等均具有较明显的镇痛作用，所以本方镇痛作用显著，对于痹病的疼痛具有较强的缓解作用，从而具有显著的近期疗效。此外，由于本方有补益肝肾、益气养血等药物的配伍，只要辨证准确，可长期服用，以求标本同治，而具有较好的远期疗效。

【病案 24】 张某，男，55 岁，西安市长安区农民。由于长年在外做小生意（卖面皮），起早贪黑，劳苦作累，患下了腰腿痛，天气一变冷，腰就僵硬板滞，弯不下腰，并疼痛不已。这次病又犯了，专门从大南郊赶来要求中医治疗。

此人身高 1.75m 左右，人微胖，面略苍暗，舌淡苔白腻，脉寸浮滑关尺沉细。这两天腰痛得直不起来，啥活也干不成，眼睛还上火，干痛，饮食一般，小便略热黄，大便正常。贴了几张追风透骨膏，不起作用。西医拍 X 线片，有腰椎增生。辨证为寒湿浸注，经络痹阻，郁久化热，灼伤肝肾。

❧ 处 方 ❧

[组成] 独　活 45g　桑寄生 30g　杜　仲 30g　川续断 15g
　　　　怀牛膝 15g　桂　枝 15g　秦　艽 12g　细　辛 10g
　　　　防　风 10g　党　参 15g　茯　苓 15g　白　术 12g
　　　　炙甘草 10g　当　归 10g　川　芎 10g
　　　　赤　芍 15g　生地黄 15g　石　斛 15g
　　　　密蒙花 12g　夏枯草 15g

[用法] 5 剂，水煎服。

加白术有肾着汤之意，密蒙花、夏枯草去肝火。

1 周后复诊。腰已不甚痛了，已能直起。减密蒙花、夏枯草，加豨莶草、鹿衔草各 30g，又续服 10 剂，痊愈。

滋肾通关丸古方今用

今人治小便不利多喜欢用导赤散、八正散、五苓散和猪苓汤一类方子，其实还有一个方子在临床上也很好用。这就是滋肾通关丸。

滋肾通关丸，又名滋肾丸或通关丸，出自《兰室秘藏》，治"不渴而小便闭，热在下焦血分也"。由"黄柏（去皮、酒洗、焙）、知母（酒洗、焙干）各一两，肉桂五分"组成，上药"为细末，熟水为丸，如梧桐子大，每服一百丸，空心白汤下，顿两足令药易下行故也。如小便利，前阴中如刀刺痛，当有恶物下为验"。

后世医家多用本方治疗癃闭而口渴者，亦有用以治疗肾虚蒸热、足膝无力、阳痿阴汗、冲脉上冲而喘者。若去桂，名疗肾滋本丸，治肾虚目昏；去桂，加黄连，名黄柏滋肾丸，治上热下冷、水衰心烦。大都围绕"肾"来发挥本方的用途。其实，滋肾通关丸既无补之功，亦乏清肾之力。其功不专在肾，而专于膀胱。与其说为治肾之专方，不如称其为理膀胱之专剂。

滋肾通关丸，药仅 3 味，配伍异常精当，尤妙在剂量非常考究。盖"膀胱者，州都之官，津液藏焉，气化则能出矣"。膀胱为藏尿液之腑，既恐液多不能出，又怕津乏无以养。其尿液之排与留，全在气之化与不化，化则出，不化则闭或不约。

气之所以不化，不外邪阻和正虚两端。邪阻多湿热，导致小便不利则为癃闭或淋痛、尿血；正虚多气虚，导致膀胱不约而为遗溺或癃闭、余沥。方中知母、黄柏补津坚阴而不碍湿热，燥湿清热而不伤津液，为清利膀胱湿热之妙品；肉桂调膀胱之气化，亦制知、柏之寒凝，使不利者能通，不约者能制。如是则膀胱启闭有制，开阖有常。

临床上我经常用此方加减或合其他方治前列腺炎、前列腺肥大和增生引起的小便不利以及泌尿系统感染，疗效非常显著。

【病案 25】患者，男，75 岁，前列腺增生。2006 年来诊。近 1 周来小便滴沥难下，少腹憋胀，几不欲生。曾导尿几次，小便还是不能通畅，其家人请我上门诊之。

此人舌红苔白腻，脉沉弱无力兼数，痛苦面容，小便解不下来，大便3日1次。辨为滋肾通关丸方证。

滋肾通关汤

[组成] 黄　柏30g　　知　母30g　　肉　桂10g
　　　　生黄芪120g　　生甘草6g
[用法] 3剂。急煎速服。

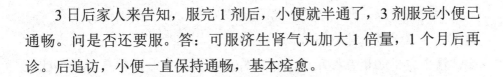

3日后家人来告知，服完1剂后，小便就半通了，3剂服完小便已通畅。问是否还要服。答：可服济生肾气丸加大1倍量，1个月后再诊。后追访，小便一直保持通畅，基本痊愈。

【病案26】焦某，女，63岁。2008年来诊。近1周小便急、热、痛，不利，伴有腰痛，注射左氧氟沙星3日，无有改善，要求中医治疗。此人舌微红，苔薄白，脉弦细数，尺部尤甚，无发热，饮食正常。辨为热淋（急性尿路感染）。

处　方

[组成] 黄　柏30g　　知　母30g　　肉　桂6g
　　　　当　归10g　　苦　参12g　　浙贝母15g
　　　　车前草30g　　怀牛膝15g
[用法] 3剂。水煎服。

3日后复诊。小便急、热、痛已减轻。效不更方，上方加杜仲

30g，又续服 5 剂，痊愈。

总之，滋肾通关丸为理膀胱之专剂，有邪者能祛，无邪者能调，不利者能通，不约者能固。凡膀胱之疾，用本方加味治疗，都有可靠疗效。但应注意，用本方治膀胱之病，三药均不可缺，不可因其实、热而去肉桂，亦不可因其虚、寒而去知母、黄柏，只要酌情在用量上调整即可。能否将本方用好用活，关键在于能否将肉桂的剂量用好用准。一般原则是，热证、实证宜少用，虚证、寒证宜多用。

 ## 黄芩汤专治手足烦热

熟悉《金匮要略》的人，都知道"妇人产后病脉证治篇"有一首附方，即《千金》三物黄芩汤。但介绍运用这个方子的文章很少。其实，这个方子如果掌握正确的话很好使。尤其是治疗手足心发热的证候，可以说是一个特效专方，疗效显著。

手足心发热，我在临床上经常遇到，尤其是妇女。《金匮要略》上说，此症乃产后血虚所致，后世的医书，包括现行的教材都认为是阴虚发热，虚阳外透。在治疗上基本上都是六味地黄汤、桂枝龙牡汤、青蒿鳖甲汤之类，滋阴潜阳，咸寒峻补，结果疗效一般，甚至无效。我早年也是这样认识和治疗的，结果很不理想。对此，曾经很是郁闷，一个小小的手足发热都摆不平，中医的疗效哪里去了？此症，我看到的几乎没有一个是产后特有的症状，也许是我孤陋寡闻，看到的大都是无其他值得辨证的证候，来诊时就一个突出的症状，手足发热，大冬天别人冷得要命，她睡觉时还要把双足露在外边。

治不好，弄不懂，怎么办？继续读书，求证古人。一日，在温习《金匮要略》妇人产后病脉证治三物黄芩汤时，思之良久，似有醒悟。书曰："《千金》三物黄芩汤，治妇人在草蓐，自发露得风。四肢苦烦热，头痛者，与小柴胡汤；头不痛但烦者，此汤主之。附方：《千金》三物黄芩汤方。黄芩一两（《千金》作'二两'），苦参二两，干地黄四

临证传奇·叁 留香阁医话集

两。上三味，以水八升，煮取二升，温服一升，多吐下虫。"

我的理解是，头痛者乃外感，用小柴胡汤；不痛烦者乃内伤，"烦"通"甚热"义，用三物黄芩汤。根据我以往用经方的体验，一方不应受本条限制，只要对证，可以通用。四肢烦热，就是手足发热，不可局限于产后。再看其他人运用此方的医案，我觉得应该在治疗手足发热一症上试一试。结果大获全胜，基本上拿下了这个不起眼的顽症。其用法是以此方为基本方加减。

【病案27】贾某，女，45岁，陕西宝鸡市。2007年3月间来诊。两颧发热十五六年，手足夏季出汗，其他几季发热、发烫。冬天不怕冷，晚上睡觉只盖一层薄被子，双足还是发热，只好露在外头。常年服用知柏地黄丸，曾多处请中医治疗，服中药无数，均无效验。听朋友介绍，特从宝鸡赶来一治。

此人中等身材，面白嫩，两颧微发红，略胖，舌质略红苔薄白，脉沉滑略数，左尺部沉弱。饮食一般，二便正常，眠差，记忆力略减，人敏感，说话啰唆，无结核病，月经无异常。要求专治手、足和脸发烫。辨证为阴虚发热，虚阳外露。

二仙汤合知柏地黄汤加生龙牡

[组成] 淫羊藿10g　仙　茅10g　巴戟天12g　知　母10g
　　　　黄　柏10g　当　归12g　生地黄30g　山　药15g
　　　　山茱萸15g　茯　苓10g　泽　泻10g
　　　　牡丹皮10g　生龙骨30g　生牡蛎30g

[用法] 7剂，水煎服。

1周后，二诊：服药后除睡觉好些，其发烫、发热症仍旧一样，看来常法常方不管用，那就用专病专方吧。

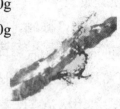

处 方

[组成] 黄　芩 30g　　苦　参 12g　　生地黄 60g

　　　　地骨皮 60g　　白　薇 10g　　紫　草 30g

　　　　生龙骨 30g　　生牡蛎 30g

[用法] 7 剂。水煎服。

三诊：告知发热已减。效不更方，继续又服 15 剂，诸恙平息，发热发烫治愈。

此案是我治疗手足发热众多验案中的 1 例。对于此类病证，大家辨证起来并不难，基本上不出阴虚火旺、虚阳外透的范围，治疗起来也就那么几个方子，但是疗效并不是很理想。这是我的认识，也许还有高明者治疗此症，用此类方子，手到病除，希望有人写出，不吝赐教。

尽管此方在治疗手足发热方面屡屡见效，思考多年，我觉得阴虚发热病机不准确，反而是瘀血发热的病机更合适。

上述一案，如果是阴虚发热，那么一诊的方子就应该见效，结果是无效。况且此病十几年了，治之不愈，应考虑久病怪病从瘀而治。事实上，上述二诊处方已是从凉血散瘀方面考虑的。其中大多数药具有凉血散瘀的作用，诸如生地黄、紫草、地骨皮等，结果取效显著，反证瘀热的病机是正确的。因此，也使我想到血府逐瘀汤治疗灯笼热、胸不任物等证，不也是此理吗？《医林改错》的作者王清任不也是从血瘀入手治疗此类证的吗？下列几则日本人的验案似乎也能证明我的看法，但似乎违背了大家的传统认识。对乎？错乎？任人评说吧。

《勿误药室方函口诀》："此方不限于蓐劳（亦包含产后之肺结核、产褥热经久不愈者），治妇人血证头痛尚有奇效。又干血劳（陈旧性瘀血所致之肺结核），女子 17—18 岁时多患之，必用方。一老医传云，手掌烦热，有赤纹者，有此候而无其他证候者，为此方所治。只备一征。凡妇人血热不解，诸药不应者，此方治之。"

《类聚方广义》有载："治骨蒸劳热（肺结核）久咳，男女诸血证，肢体烦热颇甚，口舌干涸，心气郁塞者。治夏手掌足心烦热难忍，夜间尤甚而不得眠者。治诸失血之后，身体烦热倦怠严重，手掌足心热更甚，唇舌干燥者。"

大塚敬节《汉方诊疗三十年》有载："33岁妇女。4年前生产，此后一直不眠，经久不愈。苦于手足灼热，发热不眠。别无痛苦。用三物黄芩汤1周，能眠6～7h，手足烦热亦奏效。"

大塚敬节《汉方诊疗三十年》有载："22岁妇女，主诉双手足于数年前生汗疱，表皮干燥，遍处肤裂，瘙痒疼痛，口渴。用麻杏薏甘汤、十味败毒汤等无效，用三物黄芩汤好转。"

吉益南涯《成绩录》有载："20岁余男子，胸中烦闷，按腹如空洞无物，精神抑郁，喜悲无常。手足烦热，汗出如油。口舌干燥，大便秘结，晨起小便浑浊。入夜诸证即缓。以三物黄芩汤为主方兼用黄连解毒汤而愈。"

《临床应用汉方处方解说》有载："治血室（子宫）之热遍及全身，四肢热甚，痛苦难忍者。本方主要用于产褥热，亦应用于肺结核、神经官能症、不眠症、自主神经失调症、口腔炎、分娩出血、吐血、下血、产褥热之感冒四肢苦烦热者、冻疮、烧伤、荨麻疹、汗疱、顽癣、干癣（有热痒感，干燥呈红色者）、妇女血脉证、更年期障碍、头痛、夏日手足烦热夜不得眠者、夏月脚气等。以四肢苦烦热，即所谓手足苦于发热为目标。以有口渴或伴随口干者。虽然类似小柴胡汤证，但腹部一般软弱不仁（麻木感）。亦有用于头痛者。亦可用于夏月手指、足趾热而难忍，尤以入夜热甚而不得眠者为佳。舌无苔，表面呈现红色而少津，腹部比较软弱，用于产后特有之软弱，或有麻木感。"

黄芩清实热、湿热、血热，为主药。一药三用，唯黄芩能当此任。《神农本草经》论黄芩，首言"主诸热"，一语道尽机宜。《本经疏证》谓："仲景用黄芩有三耦焉，气分热结者，与柴胡为耦（小柴胡汤、大柴胡汤、柴胡桂枝干姜汤、柴胡桂枝汤）；血分热结者，与芍药为耦

（桂枝柴胡汤、黄芩汤、大柴胡汤、黄连阿胶汤、鳖甲煎丸、大黄䗪虫丸、奔豚汤、王不留行散、当归散）；湿热阻中者，与黄连为耦（半夏泻心汤、甘草泻心汤、生姜泻心汤、葛根黄芩黄连汤、干姜黄芩黄连人参汤）。"而本方以苦参助黄芩清湿热，干地黄助黄芩清血热，共奏清热泻火、燥湿凉血之功。对于产后湿热并见之四肢烦热，药虽三味，却面面俱到。

小议六味地黄丸（汤）

　　说起六味地黄丸，我觉得社会上用得都泛滥了，似乎人人都会用。一说肾虚，不辨阴阳寒热都买六味地黄丸；一说能治糖尿病，不管虚实寒热就服六味地黄丸；一说能长寿，不分体质好坏就服六味地黄丸。更有甚者，我经常瞧见一些中医，把脉男性，十人九肾虚，一开药就是六味地黄丸，真是令人啼笑皆非，简直是把六味地黄丸视为万金油，无所不能。我真为中医被这些人庸俗化而担心。

　　除了一知半解的人在乱用六味地黄丸（汤）外，业内人士是否都能用好呢？其实不然。因此，我想谈一谈自己的认识和体会。

　　六味地黄丸来源于南宋钱乙的《小儿药证直诀》。其原文如下："地黄丸，治肾怯失音，囟开不合，神不足，目中白睛多，面色㿠白等。熟地黄（炒）八钱，山茱萸、干山药各四钱，泽泻、牡丹皮、白茯苓（去皮）各三钱。"

　　熟地黄主入肾经，为补肾阴之主药；山茱萸入肝、肾经，能够滋补肝肾，收敛固涩；山药属于补气药，肺、脾、肾三脏皆补，既是补肾阴的常用药物，也是健脾的常用药。三药均为补药，分别针对肾、肝、脾。泽泻、茯苓均为利水药；牡丹皮性寒凉，善清肝火。三药均为泻药。熟地黄大补真阴，最具滋腻之性，得泽泻则补阴而不腻滞，泽泻得熟地黄则利水而不伤阴；山茱萸得牡丹皮之制约而无温燥之性；山药配伍茯苓，共奏健脾之功。

本方在运用上，主要治肾阴不足证，症见腰膝酸痛，头晕目眩，耳鸣耳聋，遗精，盗汗，消渴，骨蒸潮热，五心烦热，口燥咽痛，牙齿动摇；小儿五迟，囟门不合，发育迟缓；舌红少苔，脉细数等。

本方出自儿科专著《小儿药证直诀》，故原方的用法及用量等均为小儿制定。现根据教材剂量换算如下：熟地黄24g，山茱萸、山药各12g，泽泻、牡丹皮、茯苓各9g。以上剂量虽为丸剂的剂量，但现在临床上亦可作汤剂。无论是丸剂还是汤剂，其剂量比例需要掌握，即"地八山山四，丹苓泽泻三"。这个比例才符合原方意。此点很重要。

六味地黄丸（汤），在辨证上，我认为业内人士基本上都不会出大错，但是在使用上不守比例的很多。常见的是六味药平等相待，并未突出熟地黄这味主药，所以往往收效平平。原方的"844333"比例关键在于"8"，即熟地黄一定要给足量，疗效就会显著。

【病案28】赵某，中年妇女，腰酸腿困，口干，五心烦热，耳鸣，记忆力减退。曾在某中医研究所某老中医处服中药3个月，未见明显疗效。此患者很细心，把每次的方子都留底，拿了一厚沓子叫我看。基本上都是六味地黄汤加减，辨证为肾阴虚，肾精不足，髓海空虚。

按理说，辨证用方都不错，但就是收效不大。仔细研看了方子，我发现其中熟地黄的用量均为15g，山茱萸、山药一般为12g，余3味为6～9g。熟地黄的用量太小。于是根据我的经验，仍用六味地黄汤。

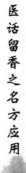

六味地黄汤

[组成] 地黄（生地黄、熟地黄各半）90g
山茱萸 30g　　山药 30g　　茯苓 12g
泽泻 12g　　牡丹皮 9g

[用法] 5剂。

服药后，各种症状都显著改善。患者问方子和前医没有什么区别，为什么服此药有效，而服彼药无效？我答之：关键是主药量太小，也许前医为求稳妥吧。

临床上，我用熟地黄通常在45g以上，60g以上则生地黄、熟地黄各半，基本上3～5剂见效。

六味地黄汤中重用熟地黄这味药，可能有的人认为会太热太腻。这只是书上说的，实际上并非这样。在多年的临床中，我认为"阴性缓，熟地黄非多难以奏效"，常开到50～60g或100g以上，从未见患者发生不良反应，亦无出现过饮食纳呆之弊端。总体感觉，熟地黄平、妥、善，重用无妨。历史上擅长用熟地黄的医生很多，明代的张景岳外号就叫"张熟地黄"，在其所撰的《新方八阵》186首处方中，含有熟地黄者占50首；《本草正》中药物论熟地黄最多，共973字。其用熟地黄时，轻则一两，重则四五两是常事。受其影响，我在治疗肺病哮喘、慢性气管炎、肾病等中，常常是以六味地黄汤为主，重用地黄，往往取得佳效，从未发生不良反应。

对于不愿服汤剂的患者，在用成药六味地黄丸（浓缩丸）时，我的经验是，用1～2倍的量，疗效也是可以的，但总体还是赶不上汤剂。总之，在用六味地黄丸（汤）时，一定要遵守原方比例，突出熟地黄，切莫喧宾夺主。只有这样，才能用好这首名方。

 小议天然激素三仙汤

淫羊藿、仙茅、仙鹤草三味药组成的一个小方子，国医圣手老中医干祖望先生，戏称"中药小激素"。临床主要用于扶正补虚，益气提神，此三味药物美价廉，效果很好。我临床上非常喜欢运用，有时还常用其代替人参，效果也不差。细解"三仙"可以看到，此三味药古今贤达已运用非常娴熟。

淫羊藿（又称仙灵脾）、放杖草、弃杖草、千两金等，性温，味辛，入肝、肾经。最早记载于《神农本草经》。《本经》记载淫羊藿"主阴痿绝伤，益气力，强志"。《本草纲目》记载淫羊藿"益精气，坚筋骨，补腰膝，强心力"。现代人认为淫羊藿有益气安神之效。福建地区民间习俗遇劳累过度，体倦乏力，常自购淫羊藿 100 ～ 200g，或加墨鱼，煎调红酒服，服后体力多能恢复。

仙茅，始载于《海药本草》，其叶似茅，根状茎久服益精补髓，增添精神，故有仙茅之称，别名山党参（福建）、仙茅参（云南）、海南参（海南）、黄茅参等。性温，味甘、辛。入肾肝二经。有补肾阳、强筋骨、祛湿寒、明目、益精止血、解毒消肿之能。治神经衰弱、肾虚阳痿、遗精、脾虚食少、步行无力、大便稀溏、老人失溺、腰膝冷痛、妇女更年期高血压、慢性肾炎等。《海药本草》说它"治一切风气，补暖腰脚，清安五脏，强筋骨，消食。宣而复补，久服轻身益颜色，治丈夫五劳七伤，明耳目，填骨髓。"《日华子本草》谓其"能开胃消食，下气，益房事不倦。"《生草药性备要》记载仙茅"用砂糖藏好，早晨茶送，能壮精神，乌须发。"

仙鹤草又名脱力草，性味苦涩而平，功能主要是收敛止血，通常广泛应用于吐血、咳血、衄血、便血、尿血、崩漏等身体各部分出血之症，无论寒热虚实皆可单用或配伍应用。

另外，仙鹤草还有一个重要的功能就是强壮扶正补虚，在辨治脱力劳伤、神疲乏力、面色萎黄、气虚自汗、心悸怔忡等症中可获得良好的疗效，正如干祖望所说："凡人精神不振、四肢无力、疲劳怠惰或重劳动之后的困乏等，土语称'脱力'。于是到药铺里抓一包脱力草（不计分量的）加赤砂（即红糖，也不拘多少），浓煎两次，服用，一般轻者 1 ～ 2 服，重者 3 ～ 4 服，必能恢复精神。"现代著名中医药学家叶橘泉在其编著的《现代实用中药》中概括仙鹤草的功能"为强壮性收敛止血药，兼有强心作用。"

综述上三味药的功效可以看到，其共同之处都具有扶正补虚，益气安神的作用，干祖望老中医将其叠加复用，使其作用更加强大迅速，直逼西医激素，且无西医激素之副作用，高也，伟也。根据其作用，我在临床上常用其治疗心脏病、脾胃病、肺心病、慢性咳嗽、腹泻肠炎、体困疲乏、精神萎靡（西医称的亚健康状态）等一系列中医称为气虚之证。

【病案29】患者，男，40来岁，企业主管。最近整日乏困，无精打采，干啥都提不起精神，到医院检查，各种指标都正常，也无什么实质性疾病，心中甚为烦恼，来找中医看看。但坚称不想喝苦药，我说好办，你这是西医称的亚健康状态，中医的气虚证，我不让你喝苦药，给你补点天然激素，每天用点大力神饮料。其一听，乐了。说好啊，赶紧开。

三仙汤

[组成] 淫羊藿 30g　　仙　茅 10g　　仙鹤草 50g

　　　　冰　糖 50g　　大　枣 10枚

[用法] 一剂煎三杯，连服1周。

复诊告曰，自从喝了你配的大力神饮料，现在好多了，人不累了，也有精神了。我呵呵一笑，希望你以后经常喝我的"大力神"。

【病案30】患者，中年男性，胸闷，气短，常心慌怔忡，疲乏无力，上楼没劲，腿沉如灌铅，饮食一般，二便基本正常，脉浮濡无力，舌淡苔白，西医诊为冠心病，称供血不足，中医辨为心气不足，血不养心。

三仙汤加味

[组成] 淫羊藿 50g　仙　茅 10g　仙鹤草 100g
　　　桂　枝 30g　甘　草 30g　当　归 30g
　　　熟地黄 50g　大　枣 15 枚
[用法] 3 剂，水煎服，每日 3 次。

　　二诊，告之，上述症状已减轻，大有好转。效不更方，续服 10 剂，诸症消失。

　　我在临床上治此类病，一般不用黄芪、人参之类，主要是考虑患者的经济状况，节约药费，其次是用得顺手，感觉效果很好。我还喜欢用此三味药代替各种方中的人参药，效果也是不错的，同道不妨一试。

当归六黄汤治疗甲亢的体会

　　甲亢，即甲状腺功能亢进症，是由于甲状腺分泌过多的甲状腺素所致的一种内分泌病。多发于青壮年，女性尤为多见。

　　临床上病者除有不同程度的甲状腺肿外，常伴有性情急躁、易惊善怒、心慌、多汗、畏热耐寒、多食善饥，消瘦乏力、消化不良、四肢颤抖等症状，有的尚有不同程度的眼球突出。

　　多数医者认为本病应包括在中医之"瘿证"范畴中，特别与其中之"气瘿""肉瘿"更为相似。

　　有关瘿的病因，历代医家多认为与情志忧患，肝郁气结，痰浊凝滞有关。如《诸病源候论》载："瘿者由忧患、肝气郁结所生。"《外科正宗》有"人生瘿瘤……乃五脏瘀血浊气痰滞而成"，即治疗多采用疏肝化痰一类的方剂。

我早年在治疗这种病时，亦是按照此种思路去诊治，但是疗效较慢，很是费劲。后来在学习诸多老中医的经验之后，发现"当归六黄汤"治疗此病效果显著，并可以把它作为专方使用。

当归六黄汤是金元四大家之一的李东垣创制的一首名方，载于其所著的《兰室秘藏》一书中。称它为"治盗汗之圣药"，主治阴虚火旺所致的盗汗。其组成为：当归、生地黄、熟地黄、黄连、黄芩、黄柏、黄芪共 7 味药。

中医自古以来就有异病同治一说，只要病机相同是可以用一个方子治疗的。盗汗是阴虚火旺，甲亢大多数早期表现亦是阴虚火旺，所以可以移来治疗此病。对于这一点估计持异议的不多，而且临床报道用当归六黄汤治疗甲亢糖尿病的也不在少数。这里我就不重复论述了。我只想谈谈怎么运用好这个方子治疗甲亢一病。

我常听到有的中医，尤其是年轻中医说，此方治疗甲亢疗效参半，时有效，时无效。后通过交流发现还是对这个方子的运用有问题。即一见甲亢患者，不分虚寒热就原方照套，一方到底，不做加减，或再加些具有治疗甲亢的药物，诸如黄药子、昆布海藻之类。怪不得无效，全忘了中医的辨证施治。

我们先来看当归六黄汤的组成：黄连、黄芩、黄柏的三黄苦寒清热，生地黄、熟地黄滋阴，当归、黄芪为当归补血汤，纵观全方滋阴清热。我的经验是早期热重的情况下，凡见心悸、口干、烦躁、多食，便秘尿黄等症突出时，重用三黄之量，必要时还要加大黄；轻用黄芪当归熟地黄的药量。凡见饮多、心悸、乏困、手颤、盗汗、便不干等症突出时，少用三黄药量；重用生地黄、当归、黄芪、熟地黄之药量，必要时加入生脉散。在中后期热轻，气阴两伤升为主要矛盾时，切记不要重用三黄苦寒之药伤阳气。这一点很重要。下面我举一个病例具体来看。

【病案 31】董某，女，42 岁。因甲亢在某医院西药治疗，但嫌药效慢，又怕西药副作用大，故寻求中医治疗。经人介绍来到我处，此人中等偏上身高，面色偏红黑，舌红苔白薄，心悸，口干、烦躁、稍乏，大便干，T_3、T_4 指标均高，脉滑大。

❦ 当归六黄汤加减 ❦

［组成］生黄芪30g　　当　归30g　　黄　连15g　　黄　芩30g
　　　　黄　柏30g　　大　黄30g　　生地黄15g　　熟地黄15g
　　　　五味子10g　　制龟甲15g　　北沙参30g
　　　　牡丹皮10g　　栀　子12g　　桂　枝6g
　　　　甘　草6g

［用法］10剂。水煎服，每日3次。

二诊：心悸已除，烦躁止，大便已不干，余证如前。

前方调整：
［组成］生黄芪50g　　当　归15g　　黄　连10g　　黄　柏10g
　　　　黄　芩10g　　北沙参30g　　生地黄15g　　熟地黄30g
　　　　麦　冬15g　　五味子15g　　桂　枝6g
　　　　生龙骨30g　　生牡蛎30g　　甘　草6g

［用法］10剂。水煎服，每日3次。

三诊：诸症大减已不口干、心悸、便干。舌淡苔白腻，脉缓濡，乏困，纳略呆，左手无力明显。

随证转方：

[组成] 生黄芪 120g　当　归 15g　　生地黄 10g　　熟地黄 50g
　　　　黄　连 6g　　黄　芩 6g　　　黄　柏 6g　　　陈　皮 12g
　　　　砂　仁 6g　　焦山楂、焦麦芽、焦神曲各 15g
　　　　甘　草 10g　鸡血藤 15g

[用法] 10 剂。水煎服，每日 3 次。

四诊：乏力减轻，胃口开，左手略有力。效不更方，续上方 15剂，诸证消失。化验 T_3、T_4 指标接近正常。又调整 1 个月，痊愈。

上述一案，我就是坚持用当归六黄汤，一以贯之，一方到底。但是亦坚持随证转量，随证转药，万变不离其宗，以其为主而转。实际上也有专方的味道，但守中有变，这一点很重要。多年来，我始终坚持用当归六黄汤治甲亢，没有不效的，其中的奥妙就是上述所言。说句题外话，前人留下的好方很多，关键是看你会用不会用，古人曰：运用之妙，存乎一心。说的就是这个道理吧。

加味导气汤临床运用

临床上我治疗下腹部的一些疾病，如少腹胀痛、气滞肠道、阴囊水肿、睾丸坠痛等，喜分寒热治之。热郁用四逆散类加减，寒郁用导气汤类加减，具有执简驭繁的作用。这里重点谈一谈导气汤的运用体会。

导气汤出自《医方集解》，其方组成为吴茱萸、川楝子、木香、小茴香，共四味药。药味简单，方意明确，主"寒疝疼痛"。凡因寒邪所致之少腹痛、睾丸痛者，皆可随症加减，均有良效。方中川楝子苦寒入肝舒筋，利气镇痛，解挛急之苦，为治疝痛主药；木香降诸气，调和脾胃，通利二便，疏肝而和脾；小茴香温煦丹田，理气祛寒；吴茱萸入肝经气分，暖肝散寒。共成行气散寒镇痛之剂。

临证加减法：少腹胀满者，加香附、乌药；痛见肠型者，加荔枝核、橘核；隐痛不休者，加白芍、甘草；湿重者，加苍术、茯苓；少腹重坠者，加柴胡、桔梗；瘀血者，加蒲黄、五灵脂。临床上以导气汤加减治疗寒性少腹痛，实践证明，疗效良好。

加味导气汤，乃辛亥革命以后，西安市书院门陕西省立第一师范学校校医泾阳焦培堂老中医所创，陕西中医学院已故王正宇教授推广。名"加味"，即上方加木瓜、槟榔也。临床上治阴囊水肿有可靠疗效。

【病案32】引自《王正宇医案》。

刘某，女，40岁。少腹痛5日。素常少腹易痛，每因起居不慎、寒热不当、饮食不适等致疼痛加剧，但可自行缓解。近5日来疼痛逐日加剧，时胀痛难忍，腹鸣不已，少腹如负冷物，遇温则适。大便溏，日行数次，质溏，无赤白，无里急后重。自诉有虫，曾服驱虫药，未见虫下，痛如故。小便清长。查：少腹柔软，按之不拒，但隐隐作痛。苔薄白，脉沉。证属寒邪郁久，气行不利。治宜导气散寒，温通镇痛。

导气汤加味

[组成] 吴茱萸 10g   小茴香 6g   木　香 10g   川楝子 10g
　　　 延胡索 15g   桂　枝 10g   沉　香 3g
　　　 白　芍 15g   茯　苓 15g   甘　草 10g

[用法] 3剂。

二诊时，药后疼痛逐减，今时而微痛，矢气时转，少腹尚冷感，纳食已好。大便尚溏，日行2次。苔薄白，脉沉。

拟再进前方。患者懒于煎药，希用成药，故以茴香橘核丸以善其后。

【病案 33】刘某，男，9 岁。2008 年 9 月 10 日初诊。患者于感冒后继发阴囊水肿，少腹微胀满，小便不利，面色㿠白，舌苔白润，脉沉虚弦。辨证属寒湿之邪阻滞肝经，下注阴囊。随拟暖肝散寒导湿利气之法。

❧ 加味导气汤 ❧

[组成] 川楝子 12g　　槟　榔 9g　　吴茱萸 9g　　小茴香 9g
　　　　木　瓜 12g　　木　香 9g

[用法] 每煎分 2 次，温服。

　　　　外用：白芷 10g，蝉蜕 30g，水煎外洗。

　　　　1 剂则小便清长，诸症悉除。

此案所述病证即中医学所谓之水疝。叶桂《临证指南医案》云："疝病之本，不离乎肝，又不越乎寒，以肝脉络于阴器，为至阴之脏，是太阳之脉属肾络膀胱，为寒水之经。"可见，水疝与足经太阳、厥阴有关，多系寒水相结为患。患儿睾丸肿大行及少腹，伴有小便急结不利，实由寒湿之邪阻于肝、膀胱二经，气水相结，寒湿凝聚所致。故拟加味导气汤，以温厥阴、暖膀胱、利气机、导湿浊而收捷效。

加味导气汤所治之证虽有多种多样，但因全方药味主入肝、肾、膀胱、小肠、大肠等经，且诸药的作用部位皆偏于下焦，故其所主证候多以小腹胀痛、阴囊肿痛为其辨证要点。因其发病多属气滞，寒凝湿聚，故舌质多淡，苔多白腻或滑，脉多沉滞或涩。这些临床表现上的共性，则为加味导气汤证的诊断提示了规律。

加味导气汤，从其组成来看，可知此系原导气汤加木瓜、槟榔而成。

导气汤始见于《医方集解》，汪昂认为，除治寒疝、水疝、筋疝、气疝、狐疝等外，并可治男科遗尿、癃闭、阳痿、胞痹、滑精以及妇科血涸经闭、咽干、癃闭、小腹痞块、阴挺、痔核诸证。这些见解，在导气汤的临床运用上则给我们以很大启发。然焦培堂在此4味药的基础上，增加了槟榔、木瓜二味。我体会到，加此两味药后，一是增强了原方的疗效，二是扩大了原方的治疗范围。临床上除治上述诸证外，我还喜用于非器质性病变的腹胀、肠型、隐痛，寒性痛经及不明原因的少腹不适等症。

 ## 用好瓜蒌薤白汤的一点思考

《金匮要略》上的栝蒌薤白白酒汤与栝蒌薤白半夏汤，我统称为栝蒌薤白汤，是治疗胸痹、胸背痛的主方，其疗效卓著，为临床所常用。但是我看到有的同道在运用此方时，常常舍去白酒一味，且有微词，觉得此方治胸痹证，时有效，时无效。我认为之所以产生这样的认识，关键是没有重视该方中白酒的作用，然此论常招反诘，认为白酒不就是一味性温活血的药吗？可以加入丹参三七嘛。对此我不敢苟同。

我认为要运用好此方，必须要加入白酒，不能省略不用，否则效果就会折半。其原因有两点。

第一，酒具有轻清上扬，专主上焦的功效。胸痹，头部从部位上来看都可以归于上焦，要治这方面的疾病，酒是一个很好的载体和引经报使的药。常喝酒的人可能都会有这样的体验，二两白酒一下肚，立刻就会感到上头，酒量浅的还会头晕面赤，我平时喜欢喝热酒，感觉上头得就更快。这就是酒的特性，轻清上扬，速度快捷。我们想胸痹，也可以称为心梗这个病证，在治疗时不就是用药要快要到位吗！酒就能起到这个作用，所以仲景在治疗胸痹证中的瓜蒌薤白类方里，来特意加入此味白酒，是大有想象力和考虑的。一般的活血药无此作用。

第二，酒具有溶解和化合的作用，换句话也可以说具有催化剂的作用。为什么在临床上该方加酒不加酒效果不一样呢？我在运用《医林改错》中的通窍活血汤时，对王清任特别强调酒的作用时，曾思考很长时间，王氏在书中方后是这样写到：用黄酒半斤，将前七味煎一盅，去渣，将麝香入酒内，再煎二沸，临卧服。方内黄酒，各处分两不同，宁可多二两，不可少，煎至一盅，酒亦无味。注意！一是大量，二是久煎。如是取酒的活血通阳作用，不是都蒸发掉了？为何不直接兑入，酒浓味醇，效力更强呢？再说，如果是为了取性热活血通阳的作用，麝香不就够了，为什么还要加酒？

我反复思考，众人都云的活血祛瘀恐不确切。我们在中学都学过化学这门课，再结合现代药厂的中药提纯技术，方中加酒很有可能是利用酒精（乙醇），可以将主要有效成分的最大作用提取出来。中药饮片，有的溶于水，易于提出，有的溶水差，提出的就少，但是利用酒来提出有效成分可能就快得多，也方便。有效成分多了，作用就大，效果就好，这是自然常理。仲景时代科学不发达，并不代表那时的人不聪明，也许那时医圣观察到了这个事实，知道加酒就力量大，效果好，反之，则不然。所以在治疗胸痹的瓜蒌薤白类方中加入白酒。

基于上述认识，我在运用瓜蒌薤白类方子时，都特别强调和反复交代煎药者，一定要加入白酒，凡是遵照医嘱的无有不效，反之，则疗效参半，甚止无效。此问题不能不引起注意，这也是我用好此方的一点体会。

 ## 甘露消毒丹运用之体会

中医里有一个湿热证，外感内伤均可见，治疗起来比较麻烦，什么三仁汤啦，龙胆泻肝汤啦，也都是治疗此类证的名方，但是从临床实践上来看，还有一个更好用的方子，这就是清朝著名温病学家王士雄的甘露消毒丹。

甘露消毒丹出自王士雄《温热经纬·方论》第95方，飞滑石15两，绵茵陈11两，淡黄芩10两，石菖蒲6两，川贝母、木通各5两，藿香、射干、连翘、薄荷、白豆蔻各4两。各药晒燥，生研细末（见火则药性变热），每服3钱，开水调服，每日2次。或以神曲糊丸，如弹子大，开水化服，亦可。

甘露消毒丹主治发热倦怠，胸闷腹胀，肢酸咽肿，斑疹身黄，颐肿口渴，尿赤便闭，吐泻疟痢，淋浊疮疡，舌苔淡白，或厚腻或干黄等；并主水土不服诸病证。

其辨方证要点为舌红、苔黄腻、咽喉不利、咳喘、胸闷腹胀。

分析甘露消毒丹可知藿香芳香化浊，宣透上焦之湿；白豆蔻、石菖蒲芳香宣化中焦之湿；茵陈、滑石、木通渗利下焦之湿；从而三焦分消以治湿。另用薄荷、连翘、射干、黄芩、川贝母清热解毒、清利咽喉、清热化痰以治热。

此方过去一直比较局限于外感中的湿温证，亦可称为西医的肠伤寒，但自氯霉素发明以后，此病已大大减少，几乎不见。但是病不多见了，并非英雄无用武之地，中医治病讲究证候，只要温热的病证存在，一样可以大有作为。

湿热一证临床不仅外感易见，杂证更多。诸如口疮、口臭、咽痛、咳喘、胃炎、肝炎、黄疸、脱发、淋浊、疮疡、风湿等，只要是表现为湿热证，我都会以方为主加减运用，效果显著。

临床上治湿热，我喜欢用两个方子，一是甘露消毒丹，一是龙胆泻肝汤。表现为中上焦湿热证的用甘露消毒丹，表现为中下焦湿热证的用龙胆泻肝汤，表现为中焦湿热证的用甘草泻心汤。

这里重点说甘露消毒丹，其辨证要点很简单，一是舌红苔腻，二是脉滑或数，不管证多复杂，多麻烦都可以用。重点中上焦。

【病案34】患者，男，70岁，先是感冒引起咳嗽痰多，黏稠且带血，胸闷气短。西医诊断为支气管扩张合并气管炎，医院输液治疗一月，病无减轻，求治中医于我处，此人除了上症外，察舌红苔腻厚，脉滑数，饮食尚可，大便黏臭。辨为痰热壅肺，热盛伤阴。

甘露消毒饮

[组成]藿　香6g　　白豆蔻6g　　石菖蒲15g　　茵　陈50g
生薏苡仁60g　冬瓜子30g　黄　芩30g　　鱼腥草30g
金荞麦30g　　连　翘45g　　浙贝母30g　　射　干15g
薄　荷10g　　北沙参50g　　麦　冬30g
桔　梗12g　　生甘草10g

[用法]5剂。水煎服，每日3次。

1周后，复诊，咳嗽减轻，痰少，已不胸闷气短，效不更方，又续服10剂，诸症消失，返回青海西宁。此证实际上是一个上焦湿热证，郁久伤阴，故在芳化湿邪、清热化痰的基础上加入北沙参、麦冬之类，方证相对，故收速效。

【病案35】席某，男，45岁。乙肝病史，近期胁右部胀痛，失眠多梦，大便黏溏。肝功化验，转氨酶高达230。曾在某专科肝病中医医院吃中药1个月有余，仍是诸证不减，转求诊我处，此人除上述证外，察舌红苔黏腻，脉弦滑有力。辨湿热蕴郁中焦，上冲扰神。

甘露消毒丹

[组成]藿　香10g　草　果10g　石菖蒲15g　　茵　陈50g
滑　石30g　　川木通12g　浙贝母30g　　黄　芩30g
连　翘45g　　射　干15g　薄　荷10g

虎　杖 30g　丹　参 50g　珍珠母 50g

清半夏 30g　法半夏 30g

[用法] 7 剂。水煎服，每日 3 次。同时配服联
苯双酯。

1 周后，复诊：已能入睡，还有梦，胁部已不痛了，舌仍红苔已不厚腻，效不更方，加白薇 15g，续服 15 剂，能吃能睡，化验转氨酶已正常。停药。此案，前医之所以用药不效，我观病历，满脑子西医概念，用了大量的清热解毒和活血祛瘀再加垂盆草、田基黄等药，不管中医的湿热病机，南辕北辙，故而不效，所以用中药一定不要离开病机，有是证用是药，这个证一定是反映病机的证候，学中医的同仁一定不要忘了这一点，切记！切记！

甘露消毒丹是一个很好很实用的方子，治温热无有出其右，我临床上用此方治过很多病，诸如口腔溃疡、口中异味、头汗、胃炎、阳痿、带下等，一句话，只要掌握其病机和辨证要点，舌红苔腻，脉滑或数，大便黏臭即可，不管它是西医何病，尽管去用，一定会收到好的效果，最后还要感谢我的前辈王士雄创造了这么一个好方子。

妇科良方还有定经汤

擅长治疗中医妇科的医生，恐怕没有不知道傅青主的《傅青主女科》这本书的，我虽不是专攻妇科的，但是平时也离不了治疗妇科病，所以也很喜欢这本书，其最大的原因就是证简方明，药量突出，临床效果显著，犹如仲景之方，方简效宏。其中治带下的完带汤、治血崩的加减当归补血汤更是临床上医家耳熟能详的，其实《傅青主女科》

中不止这一二首好方，其中的定经汤也是很有效的方子，只不过是大家不常用罢了。

临床上大家调经喜欢用四物汤和逍遥散，我觉得还应该多用用定经汤。四物汤补血活血是其长，逍遥散疏肝理脾也是正方，但是对于肝郁肾虚的月经不调，诸如月经提前，月经延迟，亦或经少的就不如定经汤好用。

正如傅青主所言：妇人有经来断续，或前或后无定期，人以为气血之虚也，谁知是肝气之郁结乎！夫经水出诸肾，而肝为肾之子，肝郁则肾亦郁矣。肾郁而气必不宣，前后之或断或续，正肾之或通或闭耳。或曰：肝气郁而肾气不应，未必至于如此。殊不知子母关切，子病而母必有顾复之情，肝郁而能不无缱绻之谊，肝气之或开或闭，即肾气之或去或留，相因而致，又何疑焉。治法宜舒肝之郁，即开肾之郁也，肝肾之郁既开，而经水自有一定之期矣。

方用定经汤：菟丝子一两（酒炒）　白芍一两（酒炒）　当归一两（酒洗）　柴胡五分　大熟地黄五钱（九蒸）　山药五钱（炒）　白茯苓三钱　芥穗二钱（炒黑）。

水煎服。二帖而经水净，四帖而经期定矣。此方舒肝肾之气，非通经之药也；补肝肾之精，非利水之品也。肝肾之气舒而精通，肝肾之精旺而水利。不治之治，正妙于治也。

临床上很多月经不调，有一部分是肝郁脾虚，过去生活条件不好，常见此证型；但是现在生活条件优越，营养过剩，肝郁脾虚型就少了，反而肝郁肾虚型的居多，现代社会生活节奏快，工作压力大，思想紧张常致妇女肝气郁结，久之化火伤阴，以致月经紊乱，经少经闭。对此证的治疗逍遥散就有些不吻合对证，相反定经汤更合拍。柴胡、当归、白芍疏肝理气，半个逍遥散；菟丝子、生地黄、熟地黄、怀山药滋补肾阴，半个六味地黄汤；茯苓安神，芥穗调血，妙也。

【病案36】马某，女，26岁，月经一个月要来两次，每次2～3日，量少，西医检查化验认为是黄体不足，予以黄体酮治疗改善不大，后求治于某中医研究院专家治疗近半年不效，经人介绍改治疗于我。察舌淡红，苔薄白，脉细涩微数，心烦易怒，饮食正常，大便略干。查前医用药为逍遥散加减，疏肝理脾，肝郁有之，脾虚何在？言脾健生血，纯粹胡语。此乃肝郁肾虚，定经汤证。

🌿 定经汤加减 🌿

[组成] 牡丹皮 12g　　栀　子 12g　　柴　胡 12g　　当　归 30g
　　　　白　芍 12g　　生地黄 50g　　菟丝子 30g
　　　　怀山药 30g　　茯　苓 12g　　薄　荷 10g

[用法] 14 剂。水煎服，每日 2 次。

半月后，复诊：月经至今未来，心烦易怒好转，心情畅快，上方去牡丹皮栀子加香附子 12g，再服 10 剂，少腹微胀，停药 2 天后月经而至，量适，5 天结束。后以此方加工成蜜丸，续服 1 个月，第 3 个月怀孕。

【病案 37】 宋某，女，22 岁，四川人西安打工，早婚。月经一直延后，来一次 10 天左右，量不多。平时脾气暴躁，常为小事发火，且不由己，缘于家里催其赶快怀孕生子，一直不遂意。求治中医于我处，察舌微红，苔薄黄，脉弦滑数，左寸关尤甚，腰酸困，乳腺略有增生，饮食二便正常。辨为定经汤证。

🌿 定经汤加减 🌿

[组成] 牡丹皮 12g　　栀　子 18g　　柴　胡 30g　　当　归 10g
　　　　赤　芍 30g　　薄　荷 10g　　生地黄 15g　　菟丝子 15g

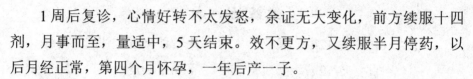

怀山药 15g　　茯　苓 12g　　白蒺藜 15g

生龙骨 15g　　生牡蛎 15g

[用法] 7剂。水煎服，每日3次。

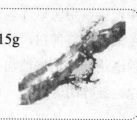

1周后复诊，心情好转不太发怒，余证无大变化，前方续服十四剂，月事而至，量适中，5天结束。效不更方，又续服半月停药，以后月经正常，第四个月怀孕，一年后产一子。

通过上述2个病案，需要说明的是定经汤在运用中要把住两个方面，肝郁突出，重用柴胡、当归、白芍、薄荷，轻用菟丝子、地黄、山药；肾虚突出时，重用菟丝子、地黄、山药，轻用柴胡、当归、白芍、薄荷；烦躁易怒加丹、栀；精亏严重加枸杞、杜仲。此乃活法，不可胶泥刻板对待定经汤。再重申一遍此方为肝郁肾虚型月经不调，切记认准。

 ## 试谈用好小柴胡汤的关键

自从张仲景的《伤寒论》横空出世，后世中医没有不奉为金科玉律，精心研究的，一部《伤寒论》不知成就了多少流芳百世的著名医家，这且不说。单是其中的小柴胡汤，学精学透就养活了不少医生，凡是熟悉医史的人都不会不知道的。从这一点也可以看出古人贤者非常注重小柴胡汤的运用。

然而纵观当今中医界能娴熟运用小柴胡汤的人却不多。学医的都知道小柴胡汤，清热和中，主治少阳，但用起来却是疗效参半，毁誉不一。这是为什么呢？问题出在哪里了？我认为是出在对其中主药柴胡的剂量上。

《伤寒论》96条：伤寒五六日，中风，往来寒热，胸胁苦满，嘿嘿不欲饮食，心烦喜呕，或胸中烦而不呕，或渴，或腹中痛，或胁下痞硬，或心下悸，小便不利，或不渴，身有微热，或咳者，小柴胡汤主之。

🍂 小柴胡汤方 🍂

[组成] 柴　胡半斤　黄　芩三两　人　参三两
　　　　半　夏（洗）半升　　　　大　枣（擘）十二枚
　　　　甘草（炙）、生姜（切）各三两
[用法] 上七味，以水一斗二升，煮取六升，
　　　　去滓，再煎取三升，温服一升，
　　　　每日 3 次。

对于运用小柴胡汤的指征这一点，大家似乎都有共识，临床用得也都不错。但是柴胡的用量却是慎之又慎，小之又小。有用 10g 的，有用 15g 的，胆子大点的用 30g。我们都知道，柴胡有个很重要的作用，清热退烧。轻点的，上述量能解决问题，重点的，就有些不好使了。实际上，关键是个量的问题。我们《伤寒论》的原文，柴胡是半斤，也就是古时的八两，远远超出其他药量，这不是个简单问题，也不是错简，我后面再详谈这个问题。柴胡八两，折合当今之量应为 120g。临床上如果离这个量太远，效果是不会太好的，况且中医自古就有不传之秘在于量上之说。我用小柴胡汤时，凡是具有往来寒热，或高热不退时，均用 60g 以上，未有不效的，可以不夸张地说，常常是一剂知，二剂已。常叹仲景不欺我也。

至于，温病学大家叶天士所谓的柴胡伤阴，完全不符合临床实际。外感高热哪有一上来就伤阴的，即使有伤阴之症也可加入养阴之品佐之，柴胡照用不可。同时，我也相信仲景先生在那个年代，用这么大的量不可能不考虑伤阴的问题，之所以还用这么大的量，那就说明无

有伤阴之虑。仲景是实践家，这一点我想大家不会有异议的。伤阴之说只能是叶天士先生的误解，但对其温病学的贡献来说仅是瑕不掩瑜，白璧微瑕。

言归正传。上述柴胡大量使用不存在伤阴问题，也许有人会说这只是你个人的认识见解。是这样的吗？我们再来看看其他临床医家的认识和实践，比如黑龙江省齐齐哈尔市陈景河教授的拿手方子——柴胡清热饮。

柴胡清热饮加减

［组成］柴　胡 50g　黄　芩 50g　人　参 20g
　　　　板蓝根 30g　甘　草 15g　青　蒿 10g
　　　　地骨皮 15g　常　山 5g
［用法］水煎服。

此方具有清透热邪、滋阴凉血、和解少阳之功。主治无名热或高热久治不退，体温 38 ~ 40℃。这是陈老先生毕其一生总结的拿手方子，屡用屡效。下面介绍一则典型病案。

【病案 38】王某，女，28 岁，1993 年 4 月 15 日初诊。自诉产后 3 日开始发热，39℃，伴周身不适，厌食微呕，头晕乏力，经静脉滴注消炎药 7 日，热不退，诸症不减，伴口苦、便结，前来就诊中医。舌苔薄黄，舌质红，脉弦数无力。辨为妇人热入血室。给予柴胡清热饮，重用柴胡、黄芩。

柴胡清热饮加减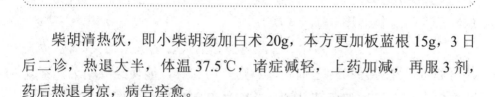

［组成］柴　胡 50g　　黄　芩 50g　　板蓝根 15g

　　　　党　参 15g　　白　术 20g　　法半夏 10g

　　　　甘　草 10g　　大　枣 7 枚

［用法］3 剂，水煎服。

柴胡清热饮，即小柴胡汤加白术 20g，本方更加板蓝根 15g，3 日后二诊，热退大半，体温 37.5℃，诸症减轻，上药加减，再服 3 剂，药后热退身凉，病告痊愈。

陈老运用柴胡清热饮治疗高热长期不退，体温达 38～40℃时，一般皆重用柴胡、黄芩达 50g，均有效；若外感病后，低热日久不退者，可用柴胡清热饮加沙参、麦冬、生地黄。

再说一个我治的病例。

【病案 39】戚某，女，10 岁。因外感高热 3 天，在医院诊断为肺炎，微咳无痰无胸痛，饮食不佳，二便基本正常。住院输注进口抗生素 3 日，高热不退，病孩家属强行出院，找我中医治疗。因其家人平时大都在我处看中医，对我信任有加。此患者白天一阵高热达 39.5℃，晚上半夜又烧，微汗，略咳，不喘无痰不胸痛。舌淡红，苔薄白，脉弦细数。我辨为少阳阳明证。

小柴胡汤加石膏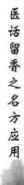

［组成］柴　胡 60g　　黄　芩 30g　　半　夏 15g

　　　　西洋参 10g　　生石膏 100g　青　蒿 30g

　　　　生　姜 6 片　　生甘草 10g　　大　枣 3 枚

［用法］2 剂。每日 5 次，温服。

1 天后，高热减退到 38℃，二剂药喝完高热退尽，体温 36.8℃。善后，小剂竹叶石膏汤 2 剂，米粥调养 1 周彻底痊愈。

上述两个病案就是说明运用小柴胡汤，要想取得好效，必须遵循张仲景先生的柴胡量，小不得，否则杯水车薪无济于事。小柴胡汤在治疗高热发热症时，一定要把住大量，这是关键。这也是用好经方小柴胡汤的诀窍。从另一个问题也能看出小柴胡汤中的柴胡是大量，非小量。小柴胡汤方注：右七味，以水一斗二升，煮取六升，去滓，再煎取三升，温服一升，每日 3 次。

注意！去渣再煎。为什么去渣再煎？清代著名医家徐灵胎说："去滓再煎者，此方乃和解之剂。再煎则药性和合，能使经气相融，不复往来出入。古圣不但用药之妙，其煎法俱有精义"（《伤寒类方》）。很多医家都持此意，教科书亦是此说。真是如此吗？非也！纯粹的臆想。实际上这个问题很简单，就是因为柴胡量大，水少了煎不透，水多了药淡了，也喝不完，再煎浓缩嘛。量少味足，就这么回事，反而叫这些大儒们解释得复杂晦暗，离题万里。不管这些争论，再煎，也说明一点，柴胡八两，是大量。这一点应该引起临床医生的注意，只有这样才能用好小柴胡汤。

慢性咽炎简便方

平日里经常遇到一些爱吸烟的男士和爱生气的女士，问我有没有不喝苦汤药的方子治咽炎？我笑答，有啊！真的？那你赶快给我开一个。

处 方

[组成] 金钗石斛 10g　　玉蝴蝶 3 片

[用法] 煎水代茶饮。如遇嗓干咽痛加入市售玄麦甘桔冲剂。

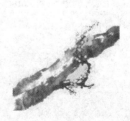

此方既好喝又方便，且效果显著，深受上患男女之士喜爱，经常找我来开药。

该方对慢性咽炎，咽喉不利，声嘶音哑，干痒疼痛，药简效宏。远较金银花、胖大海、麦冬等药好用。

玉蝴蝶也称木蝴蝶，是因为略似蝴蝶形而得名，但不是真的蝴蝶，只是一种紫葳科植物玉蝴蝶的种子。《滇南本草》中描述为"中实如积纸，薄似蝉翼，片片满中"。

其性苦寒，入肺，能清肺热、利咽喉，对急慢性气管炎、咳嗽、咽喉肿痛、扁桃体炎有很好的食疗效果。又能美白肌肤，有效消脂，因此对瘦身也有帮助。

石斛味甘、淡，性凉。有滋阴，清热，益肾，壮筋骨等作用。《本草通玄》曰："石斛甘可悦嗓，咸能润喉，甚清膈上。"古人常以此代茶。《本草纲目拾遗》亦载："以石斛代茶，能清胃火，除暑热，生津液，利咽喉。"

据报道，我国著名体育播音员宋世雄保持悦耳动听又洪亮的嗓音达40余年之久，就有赖于每日饮用石斛茶来持久保养。其保护嗓药的妙方是著名老中医刘渡舟教授介绍的。他对宋士雄说："清利咽喉，保护嗓子，用胖大海不如用石斛效果好"。又如我国著名京剧表演艺术家梅兰芳、马连良、谭富英也常用石斛代茶饮。据宋世雄介绍，石斛形瘦无汁，非经久煎，气味莫出，故取干品10g用文火水煎约半小时，倒入保温杯中代茶慢慢饮服。

【病案40】我一位退休老大姐，原为教师，退休后又热爱演唱，经常参加一些演出活动，但因年龄大了，常常连唱几天，嗓子就干哑，于是找到我，叫给开些药治一治。我说：你这是年龄大了，肾阴不足，下不济上，我给你出一方，当茶饮可保无虞。金钗石斛10g，木蝴蝶3片，枸杞5粒，常饮。1周后，电告，嗓子再无干哑。令今后常饮，以养生。并附《神农本草经》一段文载：石斛"主伤中，除痹，下气，补五脏虚劳羸瘦，强阴，久服厚肠胃"。

【病案41】我一朋友，男，四十多岁，经商，应酬长年不断，烟酒不离，嗓子经常发炎上火，红肿热痛，声嘶音哑，每次都要用抗生素打点滴3～5日，才能过去。一日又犯，找到我叫开几剂中药喝，打针没时间，我即开出金钗石斛12g，木蝴蝶3片，配合玄麦甘桔冲剂，一日不限量喝，3日就搞定。后我这朋友，一看这药好喝又方便，治病又快，不亚于打点滴，索性常年当茶饮，自此，咽炎再无犯过。甚为高兴，一定要请我喝酒，此为后话。

按：本药为养阴之品，凡舌苔厚腻、脾胃虚寒便溏者慎用。

 ## 冰硼散妙用妇科良药

治疗口腔溃疡有一种很便宜又很有效的外用药，叫冰硼散，现在已经很少有人用了。其实这是一种很好的药，不仅可以用于口腔黏膜溃疡，还是一种不错的妇科良药。我临床上常用于阴道炎，尤其是真菌性阴道炎，轻者2～3日就愈，重者1周也可以显著收效。

也许有人要问，你怎么想到这样用呢？其实道理很简单，说句不雅的话，口腔内是黏膜组成，阴道内不也是黏膜组成？共同的组织基础，患病用同一种药，此有效，彼一定也会有效。实践证明推论是正确的。

忆十几年前，有一同事妇科检查发现患有真菌性阴道炎，外阴瘙痒，白带如豆腐渣，医院随即给开了两支很贵的达可宁霜（在当时的物价一支十几元，不便宜），结果用了几天，效果不明显，问我有啥好办法和妙药。我说有啊，就用咱医院治口腔的冰硼散就行。她一听，说开啥玩笑？我正儿八经地说不开玩笑，真的。你先用一支试试，才几毛钱。3天后，该同事悄悄地告诉我，你说那药真行，现在完全好了，白带也干净了。我一笑说，把省下的钱买包烟吧。哈哈！

实际上在临床中，虽说此药很有效，但是我很少开，一般仅限于熟人朋友中。其中的原因大家都明白，一是太便宜，二是口腔用药，人家不但不用，还会笑你在胡用。可叹。现在为不埋没这药，特意写出来供有意者参考用之。我再说一遍，好药，良药，莫轻之。

医话留香之辨证体悟

 诊断胃病的一面镜子

舌诊在诊治胃病中也十分重要。如果虽病痛日久，但患者舌有瘀点瘀斑或舌色暗，就不可认为久病必虚而妄补，必须标本兼顾。若患者舌淡而苔腻，是脾虚湿阻，也不可纯补脾，应健脾化湿同施或先化湿后补虚。

北京中医药大学教授、中国工程院院士董建华先生对舌诊有其独到见解，其认为临床上只要苔腻，都可用藿香、佩兰芳香化湿。就胃病言，不仅辨苔重要，很多情况下还可"舍脉从苔"。如因为胃中嘈杂烧灼，若口干而舌红苔黄而干，常用石膏、知母等甘寒清热生津；若口不甚干而苦，舌红苔黄而腻，则须用山栀、黄连、黄芩苦寒清热燥湿；若患者舌红花剥苔或无苔（镜面舌），是阴津内伤，常用乌梅、甘草等酸甘化阴或用益胃汤生津养阴。又如胃痛患者，若见舌色暗，或瘀点瘀斑，即用香附、郁金理气活血；以气痛为主者，用延胡索、金铃子；以瘀痛为主者，则加炒灵脂、制乳香、制没药或加用刺猬皮、九香虫等。这也是长期临证所得的一点体会。

【病案 42】摘自张文选教授所著的《温病方证与杂病辨治》。

1977 年 5 月，我的父亲曾患肺炎发热，经某西医院治疗痊愈出院。

但病愈后一直无食欲，间或胃痛，且胃脘胀满，在当地请中医治疗3个月而不愈，延至暑假我回家时，其症状有增无减，胃疼痛，脘胀满，不思食。看前医所用处方，或消食导滞，或者理气开胃消胀，或者破气镇痛。我在未诊脉视舌时也觉得前医处方不谬，但诊舌见舌绛无苔，诊脉弦细略数，问之大便干燥。诊罢突然顿悟地联想起益胃汤方证，随即处方如下。

❧ 益胃汤加味 ❧

[组成] 沙　参12g　　麦　冬12g　　玉　竹12g
　　　　生地黄15g　　冰　糖15g　　生甘草6g
[用法] 当即取药3剂。每剂药煎3次，兑在
　　　　一起令频服。

结果服一剂胃痛止，两剂食欲大开，大便通畅，脘胀立消。服完3剂后，持续3个月的痛苦随之消除。

张文选教授在治疗其父亲的胃病时，就是抓住舌绛无苔的关键之处，果断处于益胃汤立马起效，令人拍案称赞。

临床上我在遇到舌红苔薄或无时的胃痛胃胀患者，常用一贯煎加减，效果也是很好的。

【病案43】患者，62岁，男，农村乡医。患胃胀痛多年，自治和他治均不效，转治于我，告曰用过大量健脾消食、理气活血药均无效果，胃镜检查为糜烂性胃窦炎，我详查舌红苔薄，脉弦细，口略干，饮食少，大便偏干。我谓此乃肝胃不和，肝郁化热，胃阴不足。

处 方

[组成] 北沙参 30g　　麦　冬 30g　　枸杞子 15g

怀山药 15g　　生地黄 30g　　当　归 15g

连　翘 30g　　蒲公英 50g　　五灵脂 10g

生蒲黄 10g　　川楝子 10g

[用法] 7 剂。水煎服 每日 3 次。

1 周后，复诊：告曰胃痛轻多了，因其也习医多年，故问为什么不用厚朴、枳壳、陈皮、佛手一类药反而能镇痛。我答曰，中医要讲究病机，气滞和阴虚都能导致病痛，病因不同，治法不同，用药也异。不是什么病一见胀痛就用行气法药。乡医听后，曰明白了。效不更方，此患者又以上方加减服 20 剂，多年胃胀痛治愈。

可以看出这里用方的依据，关键就在舌诊。所以临床上在治疗胃病时可以多参考董建华先生论舌之说。

辨证施治转氨酶升高

中医对转氨酶限于历史条件，过去一无所知。近年来大搞中西医结合，于是中医也注意到这个问题。但从中医理论来研究这个问题的文献报道，目前还很少见到。而用中药来降低转氨酶的报道却有不少。当然大多数是从西医的角度来研究的。

我认为降低转氨酶，主要一点是把降低转氨酶的药物和辨证论治结合起来应用，才能更好地提高临床疗效。

《杏林医选：江西名老中医经验选编》中提到，近年文献报道了不少能降低转氨酶的中草药，如五味子、龙胆草、垂盆草、虎杖等。根据文献看，这些中草药都有一定的疗效，但又认为疗效都不很稳定。

如应用得最多的是五味子粉，有的有效，但有时降而又复升，甚至比前更高，即所谓反跳。因此，认为它不是一种很理想的降酶药。我也用过五味子，确是如此。我是中医，很自然会想到辨证论治，首先注意到用五味子见效的，仅是有气虚症状的疗效较理想，而湿热之邪偏重的则无效，或虽能降低而时间不长又有反跳。其原因何在？是否降低转氨酶也必须辨证论治呢？同时，对一个有肾虚证象的患者，并没有用一般降酶药，仅是用枸杞等补肾药，体力恢复了，意外的是原来很高的转氨酶，也下降至正常值。于是更坚定了我的辨证施治，降低转氨酶的设想，初步选定了龙胆草、虎杖、五味子、枸杞四味中草药，按其不同药性，分别用于虚实两类不同之证，试用于临床。如五味子、枸杞两味药，具有补益作用，则试用于虚证。虚有阳虚阴虚的不同，五味子酸温，适用于阳气偏虚；枸杞甘寒，则适用于阴血偏虚证。龙胆草与虎杖，均系清热利湿祛邪的药物，则用于实证。实热之邪的实证，有热偏重与湿偏重两种情况，龙胆草苦寒泻火，适用于热偏重证；虎杖微温，适用于湿偏重证。按照这个设想，数年来，在近百例的临床实践中，获得了显著的疗效。尤其是热偏重证，龙胆草效果最好，最快的 10 剂转氨酶即由二三百单位下降至正常。另外，枸杞对转氨酶两三年不得正常的病例，同时具有阴血偏虚者，也在服药 1～2 周后恢复正常。近百例病证中，反复者极为少数。这些病例，大多数是"慢肝"或"迁肝"。假使是急性黄疸型肝炎，多在黄退之后，转氨酶自然恢复，如不能恢复者，亦可按上法处理。

必须注意的是，肝炎转氨酶升高，虽然大致可分为虚实两大类，但实际临床上虚实夹杂者，更为多见。再则在虚证中，肝肾阴虚者又较多，而且有阴虚而又夹湿热的。因此，以上这些选方择药，常常是错综复杂地使用，如常在"一贯煎"方中加入胆草、虎杖等。不是一成不变的。

对于治疗肝病中转氨酶升高一症，一般的医生很容易落入西医窠臼中，直接选用具有降酶的中草药，我早年临床上也是这样，一见转氨酶升高就想到加入垂盆草、田基黄，特别是在五味子风行时更是如此。其结果是误打误撞，时有效时无效，事后也是百思不得其解。但是自从反复读了张海峰老中医这篇文章后，按中医辨证施治用药后疗效大幅提高。

曾治一陕北患者，高中学生，患有乙肝，肝功转氨酶持续高居不下，马上就要参加高考，托熟人要求尽快降酶，经过辨证我认为是虚证挟实，病久偏于气虚，遂处方柴胡干姜汤送服联苯双酯（系五味子有效成分提取），10日转氨酶降至正常，按时参加了高考。由此可见辨证施治，治疗转氨酶升高，还是比盲目用一些降酶专药效果来的可靠，所以一个中医人士切记不要忘了辨证施治这个根本原则。

 ## 谈特异诊断在临床上的运用

说起来中医辨证诊断，大家一般都习惯于脏腑辨证、六经辨证、卫气营血、八纲病机辨证，这是不错的，中医界谈得也比较多，但是有一种很实用很简捷的辨证诊断谈到的却不多，这就是特异症状诊断法。所以很有必要谈一谈。

所谓特异性诊断，是指一个证或一种病所特有的、具有代表性或典型意义的症状和体征即可确诊。换句话说，就是一个症状、一个体征就可以确定一种证候或一个病。如临床上只要见到目睛干涩一症就可以确诊肝阴虚，夜间嗌干就可以认为是肾阴虚，晨起口苦就是胆火上溢，拇指瘪陷不起为肺气肿，经前痛胀、行经痛减为气滞，行经后痛为血虚，行经初痛为血瘀，如胁痛患者，若纳少厌油腻为湿热，不厌油腻为脾虚，心悸者若伴心空感为气虚，伴心烦为血虚，尿频者若伴急热痛为湿热实邪，若无急热痛但尿频为肾虚而无实邪，腰痛者若伴阴囊湿冷为阳虚，若湿痒为阴虚有热等，不必更多症状支持。但是有了其他症状更好，但都不如这种特异症状的诊断来得更准确、更直接、更省事。

在多年的临床实践中我特别重视特异性诊断，并据此施方用药，

医话留香之辨证体悟

往往收到事半功倍的效果。如在舌诊中无苔必诊为胃阴虚，舌根无苔必诊为肾阴虚，舌干红无苔，舌尖满布绛色小粒，乃肺性脑病先兆，遇此情况，往往多弃症从舌；如在脉诊中双关部滑如豆，我即诊为肝胃不和或湿食阻滞；如右部沉弱，左部正常必诊为气虚，反之左部沉弱，右部正常必诊为血虚，此时我往往弃症从脉，调和肝脾或峻补气血。类似此症临床上甚多，见心悸知心病，见胁痛知肝病，见口甜知脾病，见尿频知肾病，见气喘知肺病等时，常弃脉舌从症，从而达到以一代十，以单代全，加快诊断，准确无误。在这方面各个老中医都有多多少少自己的独特诊断高招，可惜的是都不成系统，流散在各个医案中，很值得学习和发掘。下面举两病例以示之。

【病案44】周某，55岁，男，高级工程师。原先有高血压高血脂病，经过我一段时间的中医调理已基本痊愈，时隔一年未见，一日突然找到我说给号号脉看看有啥大问题。因是熟人了寒暄一番，就摸了摸脉，一摸感觉和过去大不一样，右手沉微几无脉象，左手浮濡，我大吃一惊，问最近得过什么病没有？告之，半年前检查身体时，医生说有轻微的心梗，给安了两个支架，叫服了几个月的西药和通心络胶囊及丹参救心丸，就成这样了，乏力出汗易感冒，血压偏低，觉得大不如以前，故来找你看一看。我说你这问题有点大，原来脉象双手弦滑又大，现在搞得竟一手几近无脉了，长此以往恐要出大问题。现已出现明显的气虚，系长期服用扩张血管药和中成药行气破气药所致。周某问现在怎么办？我说停服所有中西药，用汤药调理，争取右手脉恢复即可。

补中益气汤加减

[组成] 生黄芪120g　仙鹤草60g　红参片15g　当　归10g
　　　　桂　枝30g　白　术15g　甘　草30g　柴　胡10g

升　麻 10g　陈　皮 10g　干　姜 10g

大　枣 10 枚

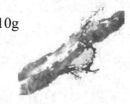

［用法］10 剂。水煎服，每日 3 次。

10 日后，二诊：右手脉象略起，还是沉弱，但已有效，本效不更方原则，上方加淫羊藿 30g，鹿衔草 30g，又 20 剂，右手脉起，乏力出汗亦愈。后以十全大补丸善后。

按：此乃误治之案，本无大恙，做了支架，又令长期服用破气活血之药，伤人元气，长此下去很容易引起心衰，临床上常见一年四季口服丹参救心丸而致胸闷气短体力不支而亡之人，实不知该药中之冰片常用有破气之害。此患者就是此类药长服所害，幸治疗及时，免于一祸。此案辨证治疗，就是用的特异诊断法，抓住右手几无脉象一证，断为气虚，常言右手主气为阳，左手主血为阴。大剂峻补中气，复元扶正而获效。临床上我常以左手脉象沉弱而舍其他症用大剂左归丸治之收效颇著。此乃个人心得，提出仅供同道参考。

【病案 45】鲁某，女，45 岁。就医我处，自诉近日眼睛干涩，两胁不舒，睡觉多梦，余无他症，舌略红苔薄光，脉弦细。此乃肝阴不足。

❧ 一贯煎加减 ❧

［组成］北沙参 50g　麦　冬 30g　枸　杞 50g

当　归 15g　炒枣仁 30g　生地黄 30g

川楝子 10g

［用法］3 剂。诸证即愈。

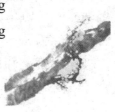

按：此案即抓住眼睛干涩直断为肝阴不足，重用峻补名方一贯煎速收成效。临床上此类案例很多，诸位同道不妨多收集整理，以便快速直接辨证治病。

 ## 谈脾胃病中阴虚证的辨别运用

脾胃病是临床上见症最广泛的一类病，治疗起来并不难，呕吐、打呃、嗳气、吐酸、腹胀、疼痛、嘈杂、不食、腹泻、便秘等不一。关键是要把好辨证，分清虚实、明白寒热。这样治疗起来就容易了。本篇重点谈一下脾胃阴虚的鉴别诊断和治疗。

脾胃病中脾虚胃实，大家常见四君、二陈、平胃散都是常用方剂。但是对于阴虚证却不见较多的论述，是临床不常见吗？非也。

实际上阴虚证是很多的，只是注意的不够。食欲不佳，食后倒饱憋胀，不饥不食，口渴口干，大便干结不爽，小便短黄，舌红少苔或舌中苔剥、脉沉弱等，这些症状的出现就是脾胃阴虚的证候。一些大夫见了这些病证习惯用辛温或消导药治疗，效果不佳。其不是异功散就是平胃散加消导药，结果更伤脾胃之阴，越治越重。这是辨证不精不到火候的表现。其实治疗这种病症并不难，就是一定要照顾到脾胃阴液不足的病机。而且具体治疗中还要分清脾阴虚和胃阴虚。这两证共同之处是很近似，症状也差不多，不容易分清。就是从患病时间和体质上区别：脾阴虚多见素体虚弱的慢性病过程中，而胃阴虚多见素体尚盛的急性热病伤阴者。

先说脾阴虚的治疗，这是临床上最多见的。山西已故名老中医张子琳创立的"加减异功散"是有效方子。其方为：北沙参、山药、麦冬、石斛、莲子、扁豆、鸡内金、生甘草。

我在平时治疗脾胃病中常用此方很有效果，《中医临床家：张子琳》一书中亦载有运用医案，录之如下。

【病案46】我所老大夫赵某，感冒治愈后，多日来身体疲软，不思饮食，经服五味异功散多剂，效果不显。张老询其口干舌燥，大便不畅，小便黄赤，视其舌质干红少津，辨为脾阴虚证，处以加减异功散，2剂而饮食增加，精神好转。

【病案47】舌癌患者，张老诊为心经火毒，劫夺脾阴。先后治以清热解毒、养阴消肿、活血逐瘀诸法，待症状控制，火毒已敛，脾阴亏失，口流淡水之时遂改用这张专治脾阴不足的加减异功散，坚持治疗将近1年，最终使此"不治之症"实现了带病延年。

因此，绝不能小看这张平淡无奇的处方。

异曲同工，著名中医张文选治疗其父的医案（参见【病案42】）亦能说明此法。

其次，在治疗胃阴虚时，诊断已前述，用方更简单。急下存阴的调胃承气汤、玉女煎、清胃散均可，在此不絮叨了。想必各位同道不会陌生。

总之，在治疗胃病时，要多思，多虑。既要想到脾阳气虚，还要更考虑到还有阴虚一面，治则分阴阳，才能成为医中杰。

 ## 谈舌脉象在辨证中的运用

中医诊断治病的一大特色就是把脉望舌，既简单又方便，但是有些人把它搞得太神秘虚玄了，我觉得完全没有必要。其实它就是一个诊断方法，是因古时科技不发达而形成的，在现代医疗费用高昂的条件下，更显得它的珍贵。我临床上也很重视把脉望舌，但不觉得神秘高深，也许我学艺不精。

经常有学生向我建议写写这方面的经验体会文章，我很汗颜惭愧，不敢下笔，生怕误人子弟。因为我把这方面看得很简单，脉看虚实，舌看寒热。再兼问闻参机变，就大体辨证心中有数了。

中医辨证讲阴阳表里虚实寒热，其中关键的弄清后四个字就行，虚实寒热。前四个字太虚不好把握，什么是阴？什么是阳？可以举一大堆症状和现象，归之为一，推之为千，握者，难也。不如脉舌，舌质红即可断为热或偏热，用寒凉药就无大错；舌质淡白即可断为寒或偏寒，用温热就无大碍；苔腻偏湿，苔干偏燥亦是明见。大旨为此，亦可细究。

◆ 舌淡当温

病可否温阳，何时可以用温热药？临证最可凭的是患者舌质。如舌质不红，或淡胖多齿痕者，则可以大胆遣用温阳祛寒之品，如附子、干姜、肉桂等。在治疗过程中，还应随时查验舌质变化，若舌质由淡转红，齿痕减少，则应将温热药减量或停用，以免过用伤阴而变生他证。

◆ 苔黄当消

一般认为，苔黄为热，当清，此为常法。据我临证所见，舌苔黄或黄厚，主要是胃中积滞所致，应以消法为主，或在主方中加神曲、麦芽、莱菔子或配伍保和丸，效果明显。不可过用苦寒清热，因"脾胃喜温而恶寒"（孙一奎《赤水玄珠》），在杂病处方中常规配伍谷麦芽"快脾开胃"（李时珍《本草纲目》）以鼓舞胃气，助消化也可治苔黄。

◆ 苔腻当化

中焦湿滞即见腻苔。何谓"湿"？这是中医特有的概念，西医没有检查"湿"的方法，更没有治湿的办法。中医采用芳香化湿的方法有特效，常用白豆蔻、砂仁、藿香、佩兰等，如苔腻而厚，可加用苍术、麻黄、草果仁。一般来说，舌苔退了三分之二即可，不可过用，以免化燥伤阴之弊。

◆ 苔少当养

杂病所见到的舌苔少，多有一个较长的过程，一般先见到舌苔剥落，逐渐发展到苔少，最后出现无苔，或如猪肝状的舌象，至舌体裂口疼痛，或兼有口干少津，食不知味，双目干涩，大便干结等。此种苔少舌象，多属阴亏血虚、津液脱失，概宜养阴、养血、养液，药以甘寒为主，如石斛、麦冬、生地黄、山药、玉竹、花粉之属，并守方坚持，定会收效。

关于脉象主要按切有力无力，是大是小，是粗是细就可以断虚实，有力而大且粗为实，尽量少用或不用温热补药，否则易犯实实之戒；无力而小且细为虚，可以用补药养血益气温阳，慎用或不用苦寒活血通泄攻下之药，以免犯虚虚之戒。

大旨为此，随着临床经验增多，还可以继续细化，诸如右寸沉迟易患颈椎病，双寸浮滑有力多见头部火旺，双关如豆，肝胃不和，柴胡剂处之，右关沉弱多见脾虚或胃部手术，脉弦细如梗必见肝病，左关洪滑有力必见肝郁火盛，男子右尺滑数多见下焦前列腺泌尿系症状，女子右手尺不足，沉弱者，兼舌淡胖，不论有无瘀血，则必有少腹冷，腰寒凉，白带黏少而清稀，此为子宫虚寒，易用暖宫药如淫羊藿、小茴香、良姜、苍术及补肾药熟地黄、菟丝子、牛膝、枸杞子，气虚加黄芪、血虚加当归、瘀血加桃红等，据脉用方施药，方便直接。

总之，一句话把住舌脉，即可确定寒热虚实，再参合问闻二诊，大体就可以搞定了，处方用药就不会犯方向性错误，不会出原则性问题。要想把病看得更好，那就是经验技术的问题了。关于察舌按脉，吾确实不精，仅此而已，班门弄斧，希望以后能学到高明者简单实用的脉舌秘诀。运用脉舌诊断治病案例可参考【病案 44】，以示之说明。

少腹瘀血精确辨证之一斑

　　有关瘀血的问题，从中医的角度来看，全身各个部位都可以发生，这里讲的主要是，用腹诊左少腹瘀血的特异方法，其在临床上很常见，也很实用，但是认识和掌握的人并不多，所以有必要重点谈一谈。

　　临床中凡在小腹左侧，具备硬满压痛并排除粪便燥结所致者，即为瘀血之体征。特别于脐左邻近处按压呈现疼痛即可确定。

　　此说为日本著名汉医学者汤本求真最先确认，其在《皇汉医学》引述日本多数学者的意见，指出少腹并非脐下膀胱部，脐下俗称小腹，而少腹位于小腹的左右，对于中医学贡献甚巨，许多疑难杂病诊断不明，只要脐左发现压痛而投以活血行瘀，往往其效如响。

　　浙江瑞安名老中医张常春先生在《伤寒论临证杂录》中，曾详细谈到其对此法的运用经验。

　　【病案 48】鄙人 40 年前曾无故间断咯血，有时对着镜子张口观望，只见鲜血从鼻咽部降下，持续数月，其他症征一概缺如。

　　自思此种情景绝非寻常，恐日后有恶变之虑，而本人业医，深知目前检查手段不能探求其理。乃自行腹诊，发现脐左明显触痛，服抵当汤 1 剂，药后半晌，下腹痛如刀剜，随后便下黑粪得以缓减，继而腹痛又作，复得黑粪若干，如此者数次，脐左压痛若失，咯血竟从此根除。此后，河南泰康教育局申某，因脑震荡遗留记忆减退，头晕目眩，百治罔效，鄙诊得脐左触痛，投以抵当汤后康复如初。

　　【病案 49】某女，44 岁，已行节育术，原居瑞安县梓岙乡竹溪村。有子 14 岁，是年初夏因治疗发热，于注射药物时，突然不幸身亡，全家悲痛欲绝。经有关部门同意，允其复通输卵管，然术后下腹及乳房持续胀痛，经水停闭数月不至，因脐左压痛明显，给服抵当汤，诊治 2 次，胀痛悉除，不久月经复来，年内即怀孕，后顺产一男婴，至今均已长大成人，真是悲中有喜，喜从悲来，令人感叹世间之事无奇不有。

【病案 50】还有同一乡女子，嫁给近邻岩下村，竟然连续三胎均在分娩后一天内新生儿死去，医院无法测知原因，求治于鄙人，经查左部触痛，告之病根可能即在于此，遂给予抵当汤，不料妊娠 7 月之际，因夫妇争吵，一时烦恼喝下农药自尽，鄙人深为惋惜，幸经医院抢救生还，随之足月顺产，母子均甚安康，此必抵当汤消除瘀血之效，决非农药或用阿托品、解磷定之功可知也。此等例子不胜枚举。

《金匮要略·第二十一篇》中云："产妇腹痛，法当以枳实芍药散；假令不愈者，此为腹中有干血着脐下，宜下瘀血汤主之。"可见脐下压痛也是瘀血之佐证，唯其概率相比脐左部较少而已。临床正宜互为补充，免致遗漏。

此外，《伤寒论·阳明篇》中说："其人喜忘者，必有蓄血。所以然者，本有久瘀血，故令喜忘；屎虽硬，大便反易，其色必黑者，宜抵当汤下之。"《金匮要略·第十六篇》中有言："病患胸满，唇痿舌，口燥，但欲漱水不欲咽，无寒热，脉微大来迟，腹不满，其人言我满，为有瘀血。"所提健忘、便黑、唇色痿黯边瘀斑、自觉腹胀、脉象迟缓等各项症征，均可作为诊断瘀血时的参考。

【病案 51】患者，女，24 岁，因小腹经常隐痛，求治于多家医院，内科大夫说是慢性结肠炎，妇科大夫说是附件炎，又是打针输液，又是吃药艾灸，均不见效。经人介绍求诊于余。此人舌暗苔薄白，脉弦细濡，饮食月经正常，无大量白带，大便时干时溏，述说小腹经常隐隐作痛，查右少腹麦氏点无压痛，左少腹有压痛，结合以往用药情况，排除了慢性阑尾炎和肠粘连及附件炎、结肠炎等病，学习汤本求真经验和仲景教诲，直断为瘀血证。

少腹逐瘀汤合活络效灵丹

[组成] 小茴香10g　干　姜10g　延胡索20g　当　归30g
　　　　川　芎15g　肉　桂6g　赤　芍15g　蒲　黄15g
　　　　丹　参30g　制乳香10g　五灵脂（炒）15g
　　　　红　藤30g　怀牛膝15g　没　药10g

[用法] 7剂。水煎服，每日3次。

1周后，复诊：吃完第2剂药后小肚子有些痛，一天拉了两三次黑稀便，以后几天再没有肚子痛过。效不更方，又续服上方3剂，要求2日吃1剂，每天上下午各服一次，后追访彻底痊愈，小肚子未再痛过。

实践证明，按压左少腹疼痛诊断瘀血证是一个可靠的办法，简单实用，值得临床推广运用。

 ## 谈临床快速辨证施治的方法

一日诊治暇余，有学生问曰：老师看病又快又准，我们都来不及思考，处方已经出来，这里有什么秘诀和窍门？答曰：哪里有什么诀窍。不过是一巧法罢了。你们在学校学的辨证施治方法是八纲辨证、脏腑辨证、病因辨证、六经辨证、三焦辨证、卫气营血辨证等，这些辨证都有一个共同特点，分步骤，走过程，一步步得出结论，故需要时间。如用脏腑辨证诊治一病，要讲究理法方药，面对一大堆症状首先要用理论分析归纳，找出病因、病位、病势、病机，理出治则，选出合适方子，再确定有效之药。这个过程哪一个程序都不能少。这个方法行不行？正确的回答是可以的，这也是一般流行的方法，我早年用的也是这种方法，无可非议。但这个方法是不是最佳的呢？恐怕不能这样说。打个比喻，我们要上北京，是走路去呢？还是乘火车坐飞机呢？从达到目的角度来说都是正确的，走路去北京也无可非议。但是要讲究速度，显然飞机是最佳选择。看病也一样，有快有慢，这除了与经验多少有关外，还有一个方法问题。

我曾见过一老中医，日诊百十人，三五分钟就把一个患者处理完了。而我早年看病，因循四诊八纲，脏腑辨证，一个患者至少在 15 分钟左右。日诊三四十人下来头昏脑涨，看到最后几个患者简直都有些草率，这是实话。难道说我的智商与老中医有天壤之别？非也！对此种现象我曾想过好长一段时间不得其解。

后来读到一本书，这就是胡希恕老中医的《经方传真》，书中讲到辨方证时说："方证是辨证的尖端。"抓住方证进行施治又快又准，并详举了大量的病例，至此才恍然大悟。临床上只要见到"呕而发热"现象就可以直接出方小柴胡汤，见到"发热而渴"就可立即想到白虎加人参汤，根本就不需要按部就班的走过程，详分析。这真是一个快捷的方法。也许有人问，你这个方法不可靠不科学，容易以偏概全，误诊误治。对于这一点我早年也曾想到过。但是胡老的话打消了我的念头，后来的实践也证明了胡老的话是正确的。

辨方证也就是现在我们说的汤方辨证。

"方证是辨证的尖端"，是说方证中就包含了六经、八纲脏腑辨证，它是辨证的具体实施。换句话也就是方证中包含了理法方药的内涵。这确实是一个妙法。直接反应，省去过程，一步到位，快速处方。现在再回头看老中医日诊百十人并不是什么太难的事了，他就是掌握了这个方法，见证发药（严格说起来此证是指汤方的指征或曰症候群）。

"发热汗出、恶风脉缓桂枝汤主之""热利下重者，白头翁汤主之""手足厥寒、脉细欲绝者，当归四逆汤主之""干呕、吐涎沫、头痛者，吴茱萸汤主之"等，这个方法确实快，而且收效高。这个方法说起来简单，又好又快，但是要掌握好快速的辨证施治方法——汤方辨证，还是需要有一定的基础和条件。

什么基础和条件呢？

第一，熟悉汤方的指征也就是条文。必须是滚瓜烂熟。如小柴胡汤，最起码要记住：伤寒五六日，中风，往来寒热，胸胁苦满，嘿嘿不欲饮食，心烦喜呕……口苦，咽干，目眩……呕而发热……小柴胡汤主之等。麻黄汤，头痛发热，身疼腰痛，骨节疼痛，恶风无汗而喘者，麻黄汤主之等。记住了这些条文，临床上碰到了这些症状，直接就联系到了汤方。看到往来寒热，小柴胡汤就冒上来了，不假思索，随口而出。所以熟悉条文是关键，在这方面偷懒不得。

说到这里我要说明的是汤方辨证不是专指经方，时方一样。如舌红苔薄，眼涩口干，两胁胀痛，我首先想到就是一贯煎；气虚乏力，纳差腹胀，直接对应的就是补中益气汤等。

第二，要背熟方子，包括剂量，其基本药味和比例不能差。如小青龙汤，我是这样记忆的：桂麻姜芍草辛三，夏味半升要记牢。八味地黄丸：八四三一（地黄八两，山茱萸、山药四两，茯苓、泽泻、牡丹皮三两，肉桂、附子一两）。既要记住药味，又要记住药量，这也要下死功夫。方法灵活自便，可以用歌诀，也可以用俚语，还可以用分析分类法去记。总之一句话，一定要记住记牢，这样临床上才能快捷。

第三，要学会抓主证。要从患者众多的症状中迅速找到主证，即方子的指征。这个主证，既可以是简单的，如口苦咽干目眩，少阳证小柴胡汤；伤寒表不解，心下有水气，干呕发热而咳，小青龙汤主之。也可能是稍复杂的症候群。下面转录一篇有关刘渡舟先生怎么抓主证的文章，供大家参考。

◎聊聊临床抓主证的问题

一、理论认识

1. 什么是主证及抓主证的方法

主证就是疾病的主要脉证，是疾病之基本的病理变化的外在表现。每一种病都有它特异性的主证，可以是一个症状，也可能由若干个症状组成。抓主证方法即依据疾病的主要脉证而确定诊断并处以方药的辨证施治方法。

如临床常见的寒热错杂性心下痞证，其本质病理是中焦寒热错杂、脾胃升降失常。这样的病变必然引起心下痞、呕而下利等症状，这"心下痞、呕而下利"便是主证。临床上若见到这样的现象，医生便立刻可以确诊上述病变的存在，并处以辛开苦降、寒温并用的泻心汤，这一过程便是"抓主证"。由此可见，主证是诊断标准，也是投方指征。刘老师所谓"主证是辨证的关键，反映了疾病的基本病变，是最可靠的临床依据"，说的正是这层意义。

抓主证方法有两个最主要的特点：其一，抓主证一般不需要作直接的病机（包括病因、病位、病势、病性）辨析，病机辨析潜在于主证辨析；其二，主证多与首选方剂联系在一起，抓主证具有"汤方辨证"的特点。

2. 抓主证的意义

刘老师对抓主证方法非常重视，评价极高。他曾多次撰文从经方应用的角度阐述这个问题。他认为"抓主证"是辨证的"最高水平"，意义很大。归纳起来，抓主证的意义主要在于这样三个方面。

(1) 实用性强：历代医家虽然总结提出了不少辨证施治方法，但比较起来，其中要数抓主证方法最为实用，最为常用，使用最为广泛。这是因为它使用起来更加具体、更加简捷、更少教条、更多灵活。

(2) 治病求本：抓主证方法能使中医治病求本的原则得到很好的实现。从表面上看，抓主证很有可能被理解为是一种"头痛医头、脚痛医脚"的肤浅的治标方法。其实抓主证不仅不是治标，而正是治本。

我们知道，疾病的"本"就是疾病之本质的、基本的病变。中医对疾病之本质病理的认识主要是通过投方施治、依据疗效进行推理而间接获得。如真武汤治之得愈者是阳虚水饮证，四逆散治之得愈者是阳气郁结证，这便是中医认识疾病本质的最主要的，同时也是决定性的方法。

历代医生在长期的临床实践中，通过这样的方法，逐渐认识到了众多病证的本质病理以及反映其本质病理的脉证，也就是主证。如我们所熟知的小柴胡汤证的"柴胡七症"、麻黄汤证的"麻黄八症"以及热实结胸的"结胸三症"等，便都是古代医生探索并总结出来的。抓住这样的主证，实施针对性的治疗，这就是治本。

(3) 疗效理想：如上所述，抓主证体现了治病求本的原则，而且一般说来，主证又总是与最佳的方药联系在一起，所以抓住了主证就同时选择到了对证的方药，因而也就可以取得理想的疗效。必须说明的是，抓主证方法是辨证施治与专病专方两种方法的有机结合，这当然也是理想疗效的保证。

二、临床运用

1. 基础

熟记各种病证的主证是运用抓主证方法的基础，是基本功。刘老师说，要善于抓主证就要多读书，多记书。书本中记载着临床医家的宝贵经验，记载着他们在长期的临床实践中发现的各种病证的主证。如果医生的记忆中没有储存足够的主证，那么要抓主证就只能是一句空话。他指出，《伤寒论》《金匮要略》《医宗金鉴·杂病心法要诀》以及金元四大家和温病学家叶、薛、吴、王的著作具有很高的价值，其中的重点内容应该反复学习并牢记于心。他对这些书中所载的各种疾病的主证烂熟于心，故在临床上能运用自如。

2. 程序

刘老师的抓主证可以总结为"以主诉为线索，有目的地和选择性地诊察，随时分析、检合"这样一个程序。

将这一句话分解开来，也就是说围绕着患者的主诉，通过四诊方法有目的地、选择性地收集有辨证意义的临床资料，并且随时与自己记忆中的主证系统进行对照比较、分析检验，以判断两者是否吻合。

在这种诊察和检合过程中，他的思维十分灵活，充分考虑各种病证的可能性，而绝不是拘泥、刻板的。一旦收集到的脉证已经符合某个病症的主证，就当机立断，迅速处治。这里举一个典型案例来说明刘老师的抓主证方法。

[验案] 张某，女，40 岁，1991 年 12 月 18 日初诊。患者主诉上腹部痞满不舒。这是一个常见症状，在很多病证中皆可出现。刘老师首先考虑的是半夏泻心汤证一类的寒热错杂痞，故进一步询问呕恶、肠鸣、下利等症。当这些症状呈阴性时，刘老师转又询问冲气、胸闷、心悸、头晕诸症，以判断是否属于水气上冲病证。患者回答头目眩晕，胸闷胁胀，但并无心悸、气冲感觉。从现有的症状看来，少阳胆气不舒之柴胡证的可能性很大，故刘老师又追问口苦这一少阳病的特异性症状，并联想到太阳表气不开的合并病变，进一步询问项背强痛、四肢疼痛或麻木二大症状。诊察结果表明这些症状都是阳性的。于是刘老师抓住心下痞结、口苦头眩、胸闷胁胀而肢麻的主证，确定张某所患为太少两病的柴胡桂枝汤证，处以柴胡桂枝汤，7 剂。1 周后患者来述，服药 1 剂而通体轻快，7 剂服尽而诸症大减。

这一案例清楚地反映出刘老师抓主证的完整程序。

刘老师指出，在运用抓主证方法时，必须注意下面几点。

(1) 不必悉具：一般说来，书本上所记述的主证是典型的，而疾病的实际临床表现往往是变化的，在多数情况下都不像书本上记述的那样完备。这就要求医生能够以少知多，以点见面，仅仅依据少数的主要脉证即可作出诊断。

刘老师反复强调，《伤寒论》"但见一症便是，不必悉具"是一个具有普遍意义的原则，也是抓主证方法的一条重要原则。临床抓主证时，不可强求全部症状的出现。否则就会作茧自缚，必致寸步难行。

如他治一女性患者，口苦经年，此外并无他症。刘老师认为这是胆火上炎的反映，是少阳小柴胡汤证的主证，于是便抓住这个主证，投以小柴胡汤原方，服药3周而其病告愈。

又如他治一患儿，身面浮肿而浮脉。刘老师抓住这两个主要症状，确定其病为水气外溢肌肤，遂用越婢汤加味发汗散水，1剂肿减，再剂肿消。

(2) 删繁就简：如果一位患者的症状很多，表里上下、纷繁复杂，这时医生就不能"眉毛胡子一把抓"，而是要用"特写镜头"，抓住其中的几个主要症状，依据这几个症状投方施治，刘老师说这叫作"于千军万马中取上将之首"。

(3) 辨别疑似：病症的主证大多是具有特异性的，但也有两两相似者，需要细心辨析。若辨之不明，轻易地依照表面上的"吻合"而"抓主证"，必然失之毫厘，差之千里。

如一孙姓老妪，四肢逆冷，心下悸，小便不利，身体振振然动摇。我辨为阳虚水泛的真武汤证，投真武汤，初服疗效尚可，续服不唯不效，反增烦躁。刘老师指出，真武汤证阳气虚衰，水饮泛滥，必见舌苔水滑，神疲乏力；今患者性情急躁，舌红脉弦，当为阳郁之证。遂改投四逆散疏气解郁，诸证大减。刘老师要求我们在抓主证时要细心，要多考虑几种可能性，就是叫我们避免因主证相似误诊。

医话留香之病验心得

浅谈对阴疽治疗的认识

痈、疽是外科上的两大证，阳证为痈，阴证为疽。痈好治，疽难疗。《外科全生集》以阴、阳分之。

人身所有者，气与血耳。一旦气血失调，便产生疾病，痈疽也不例外。痈疽的产生，是病邪侵袭机体后，使气血运行不畅，气血滞留凝聚，则生痈肿；日久不散，则血肉腐败而成脓。

痈与疽虽都是由气血凝滞所生，但两者是有区别的。痈属阳性，局部具有红肿热痛，是易脓、易溃、易敛的急性疮疡。疽为阴性，分有头疽与无头疽两种。有头疽发于肌肉，初起即有粟粒状脓头，以后腐烂，形如蜂巢；无头疽发于筋骨之间，初起无头，漫肿色白，根脚散漫，酸多痛少。疽是难消、难溃、难敛的疮疡。

临床上治疗痈证，以仙方活命饮为主，大多有效。我常用大剂当归补血汤合五味消毒饮加桔梗、皂角刺、穿山甲等治疗，很快就能治愈。但对阴疽的治疗，如深部脓肿、骨髓炎、骨结核、股骨头坏死等，确非易事。这些病基本上属于中医上称为的无头疽。

无头疽毒邪多深伏，正气虚惫，排脓无力。治疗不宜用寒凉之品。寒凉可使毒邪郁遏于内，更不利于托毒外出。因此，根据临床多年经验，治疗原则应予补益气血，使其移深居浅，毒邪达外。方宜以阳和汤或八珍汤为基础，加生黄芪、穿山甲、皂角刺之类，双补气血，活血散瘀，消肿散结，以利托毒排脓。骨髓炎、骨结核、股骨头坏死与肾有关。肾主骨，肾足则骨健。故在治疗股骨头坏死与骨结核中，多加骨碎补、川续断、狗脊、龟甲、鹿角霜、狗骨等补肾强筋骨药，以利被破坏的骨质再生，使功能障碍恢复正常。骨髓炎、股骨头坏死严重得多，有功能障碍，甚者有畸形。我多在该病愈后，予壮筋骨、通经活络之品进行调理，对功能恢复确有效果。

【病案 52】张某，女，52 岁。2007 年 10 月来诊。此人中等身材，面黄，来时拄双拐，走路蹒跚，疼痛难忍，坐下艰难。主诉：患病 3 年多，开始只是痛，还能走，因在农村，也没有很好地检查治疗，痛时医疗站给些镇痛片对付一下还可以。谁知越来越重，以致现在痛得无法站立、行走。经某县医院和某省级医院拍片检查，为双侧股骨头坏死兼右侧脱臼，院方要求做换股骨头手术，费用颇昂贵。因经济拮据，特请中医治疗。

观舌淡苔薄白，脉沉细无力，饮食一般，大小便正常。久病易虚，治疗当从肾主骨髓入手。

阳和汤合八珍汤、封髓潜阳丹加减

[组成]
生地黄 25g	熟地黄 25g	淫羊藿 30g	杜 仲 15g
川续断 15g	骨碎补 30g	黄 柏 25g	砂 仁 6g
怀牛膝 15g	制龟甲 15g	生黄芪 60g	当 归 15g
太子参 15g	苍 术 10g	陈 皮 10g	土鳖虫 10g
制乳香 10g	制没药 10g	生甘草 10g	赤 芍 15g
川 芎 10g	威灵仙 15g	天 冬 15g	
紫 菀 15g	蜈 蚣 3 条	全 蝎 10g	
鹿角霜 30g	石 斛 45g		

[用法] 30 剂。水煎服。

临证传奇·叁 留香阁医话集

1个月以后复诊，已不甚痛，能不用双拐走 10 余步。效不更方，又服 2 个月，已基本不痛了，能慢慢行走。拍 X 线片检查示，股骨头原先坏死部位密度增加，股骨头骨质清晰，边缘圆滑，其骨质破坏区已不能清楚看出。建议骨科右侧脱臼复位。后又服 3 个月丸药，基本治愈，行走如初，能操持一般家务活动。患者万分高兴。

此类病很多中医是按痹病治疗，我觉得不如按阴疽治疗好。按痹病治疗，多重于活血祛瘀，温阳通络，不太符合病机。实践证明，按阴疽治疗效果似更好一些。一孔之见，仅供参考。

临床上用此方法，我曾治多例骨结核、骨髓炎、强直性脊柱炎等，都收到良好的效果，并非不治之症或必须手术。中医这方面确有长处，吾辈有责任发扬之。

 ## 头痛治疗方药

关于治疗头痛一证的方药很多，但是有一种药却是很多名老中医都爱用的，即川芎。我在临床上也爱用，但是用量不同，有用量小的，有用量大的。到底用哪个量有效呢？我的体会是大剂量，即 30～50g，疗效明显。有时简直真如古人形容的"一剂知，二剂已""效如桴鼓"。这方面治疗成功的例子很多。现再转录两篇文章，以供参考。

【病案 53】摘自《读书析疑与临证得失》。

张某，男，20 余岁，工人。患偏头痛数年，二三月辄一发，发则疼痛难忍，必以头频频用力触墙，始可稍缓。数年间遍尝中西药不效。刻下正值发作，患者不断以拳击其头，坐立不安，呻吟不已，汗下涔涔，脉沉伏，舌质正常，苔薄白，余无异常。我想头痛如此剧烈，必因气血瘀滞，发作时得撞击而暂舒者，气血暂得通行故也，通其瘀滞，其痛或可速止。乃用《辨证录》之散偏汤出入：川芎 15g，柴胡 10g，赤芍 12g，香附 6g，白芥子 6g，郁李仁 10g，荆芥、防风各 10g，白芷

6g，甘草 3g。3 剂，每日 1 剂。

原方川芎用一两（30g），嫌其过重，故减其半。数日后邂逅于途，彼欣喜见告云："当天服一煎后，其痛更剧，几不欲生，一气之下，乃将 3 剂药合为一罐煎之，连服 2 次，不意其痛若失，目前已无任何不适。"

川芎为血中气药，气味辛温，善行血中瘀滞，疏通经隧，而 1 剂用至 45g 之多，得效又如此之捷，实阅历所未及者。我之用大剂量川芎治偏头痛，即自此案始。偏头痛多属实证，但有寒热之辨。川芎辛温善走，只可用于寒凝气滞、气滞血瘀之证，用于热证，则不啻火上加油矣。阴虚有火，阳虚气弱，用之不当，亦有劫阴耗气之弊。

已故老中医杨福民教授的学友于宝锋大夫（内蒙古呼伦贝尔市人民医院中医科）在王清任的活血通窍剂通气散基础上加味而组成颅痛宁煎剂一方，曾经做过 5 年临床（及实验）研究，结果总有效率达 96.3%。我多年来将该方验之临床，也基本可谓屡用屡效，故现将他对该病的认识及该方的组成、用法等摘录有关部分，介绍给大家，供同道们临床参考。

血管性头痛是由于发作性血管舒缩功能不稳定，以及某些体液物质暂时性改变所引起的疼痛，其病因尚未明了。近年来研究发现，该病与内分泌失调或水盐代谢障碍以及精神紧张等因素有关。

血管性头痛属中医之头痛，其病因不外六淫、七情、劳倦所伤，而致脏腑功能失调，产生气滞、痰浊、血瘀等病理产物，阻于脉络。由于脑络痹阻、清窍不利而致头痛，故投以通窍散结、行气活血之法，使其脑络清窍通利则痛自止。

颅痛宁一方取柴胡、香附、川芎组成通气散，以其通关开窍、行气解郁之妙，再加葛根、白芷、蔓荆子、羌活疏风镇痛，荜茇散寒镇痛，蟅虫、全蝎逐瘀息风，通络镇痛。以上诸药共奏疏风通窍、行气活血、逐瘀镇痛之效。本研究临床及实验结果（本文略之）均提示，颅痛宁能调节脑血管舒缩功能，明显改善脑血流，从而起到镇痛作用。

❧ 颅痛宁 ❧

[组成] 柴　胡 20g　　香　附 25g　　川　芎 50g　　葛　根 50g

　　　　䗪　虫 20g　　全　蝎 10g　　蔓荆子 25g　　草　荢 25g

　　　　白　芷 20g　　羌　活 15g

[用法] 每剂煎取 300ml，早、晚分服。

　　　　7 日为 1 个疗程。据病情可连续

　　　　服用 3～5 个疗程。

临床应用此方时一定要结合具体患者情况灵活加减。

另外，我在"血管性头痛验方"中曾介绍过我的学友于宝锋所研制的颅痛宁煎剂。其实，在临床上还有一个方也为我所常用，那就是散偏汤。

该方出自清代陈士铎的《辨证录》，其组成为川芎、白芍、白芷、白芥子、柴胡、制香附、郁李仁、生甘草。我常用剂量如下，供参考。

❧ 散偏汤 ❧

[组成] 川　芎 30g　　白　芍 20g　　白　芷 10g

　　　　白芥子 5g　　柴　胡 10g　　制香附 10g

　　　　郁李仁 10g　　生甘草 5g

[用法] 每日 1 剂，水煎服，分 2 次服。

散偏汤因方中之川芎能上行头目，下行血海，为治疗头痛之要药。走而不守，性善疏通，为血中气药，不仅能化瘀通络、镇痛，且因其具辛香走窜之性，加之有白芍润养及柴胡、香附等疏肝理气，还有白芷、白芥子亦有辛散作用，故能舒通气之郁滞，而调整血行之不畅，

医话留香之病验心得

因此非常适合于因忧思恼怒、气郁不舒、血行不畅致瘀痰内生、阻滞脑络所引发的血管性头痛。

因其方中合有芍药甘草汤，致该方缓急解痉镇痛为其所长，故临床灵活加减用之于神经性头痛，如三叉神经痛、枕神经痛等，疗效也不错。当然，临床无论治疗血管性头痛还是神经性头痛，都要注意灵活加减如：气虚，加黄芪；血虚血瘀，加丹参；痛久不愈，加虫类药以搜风解痉，如蜈蚣、全蝎等。

总之，要依据患者具体情况斟酌用药。其实临床上还有很多方剂都是可用于血管性头痛的，如龚廷贤的清上蠲痛汤和王清任的通窍活血汤等，其关键还是在于方药要对证才能有效，即无论选用哪个方剂也要结合具体情况灵活加减才行。

最后再说一下，就是现在市面上常见的正天丸、复方羊角冲剂，虽然比不上汤药来得快，其实疗效也不错。我家夫人就有血管性头痛，且常因受风、劳累或睡眠不好时发作，而她嫌服汤药太苦、太麻烦，所以这两样中成药就成了我家药箱里的常备之品。

 ## 对低血压治疗的思考

低血压症和高血压症都是临床上常见的病证。对于高血压的治疗大家都比较重视，这方面的治疗经验文章也比较多，相对的谈低血压治疗的经验文章倒不多。实际上，低血压患者也相当多，在这方面，我这些年遇到的也不少。在治疗方面也是先走了一段弯路，后来慢慢才摸索出一些经验。

低血压最常见的症状是头晕，全身无力，血压收缩压常低于90mmHg，舒张压常低于60mmHg。从中医的角度来看，常是气虚、阳虚或气血两虚。早年在治疗低血压时，常首先选补中益气汤，气血两虚常选归脾汤，按理说应该是正确的，但是临床疗效不佳，患者服了一段时间，血压仍然上不来，仅乏力心悸症状有所改观。对此，思索了很长时间，不得其解。

后来，在温习《伤寒论》的过程中，看到甘草干姜汤、四逆汤、理中汤时，突然醒悟，应从阳气虚衰、中气不足入手，不能仅局限于气虚，应大力温阳，温通血脉。于是，在以后的临床上，再遇到低血压患者，就将上述3方合并，组成以附子理中丸为主的方剂进行治疗，很快就收到了明显的疗效，患者在服三五剂药后血压就开始上升，头晕乏力、怔忡等症状随之消失。

临床上，一些患者除了血压低，还伴有西医所称的贫血，即中医的血虚证候，这时，我往往加入当归补血汤（黄芪、当归），效果就更全面了。用这个方子治疗低血压，虽说升压快，但有时药一停，个别患者易反复。针对这个情况，我又参考了有关资料介绍的经验，加入了大量枳实、五味子等药，组成新的升压方子：生黄芪30g，当归15g，枳实60g，附子15g，干姜15g，甘草10g，五味子10g（辽宁名医彭静山曾用枸杞子、五味子两药泡水喝治低血压）。经过临床验证，疗效可靠而且稳定，基本上解决了低血压的问题。

当归补血汤补气养血，四逆汤回阳救逆，治四肢冰凉（低血压妇女常见）。甘草干姜汤出自《伤寒论》第29条，主治虚人外感误用桂枝汤发汗，致使阴阳两虚而见厥逆、脚挛急、烦躁不安等危症。先用甘草干姜汤温中以复其阳，阳复则厥回足温，再用酸甘化阴养血的芍药甘草汤，阴血得养，则脚挛急自伸。本条之厥逆是阳气不能达于四末，低血压之头晕是阳虚不达于头脑，其实两者都是低血压，只不过血压低的程度轻重而已。

现代药理证明，干姜辣素，口服后能刺激口舌及胃黏膜，可引起反射性交感神经兴奋而抑制副交感神经，从而使血压上升，血液循环加快，达到抗休克的目的，这便是干姜温中救逆的药理基础。

枳实是益气升压药，味苦性微寒，有破气行痰、散积消痞之效。这一说法已成为历代本草书籍的共识。但据现代药理研究，枳实能收缩平滑肌，因此被广泛应用于胃扩张、胃下垂、脱肛、疝气、子宫脱垂。这些病的病机是中气下陷，应当用补中益气汤，而枳实也能治之，

医话留香之病验心得

说明枳实不但不是破气下气药，反而是补中益气药。藏医藏药将枳实和人参归为一类，都当补益药用，看来是很有道理的。其实，我国第一部本草专著《神农本草经》就记载枳实有"止痢、长肌肉、利五脏，益气轻身"的作用。所以大剂量枳实治疗低血压也是有理论基础的，临床实践证明也是有效的。

五味子，孙思邈谓："五月常服五味子，以补五脏气。遇夏月季夏之间，因困乏无力，无气以为，与黄芪、人参、麦冬，少加黄柏煎汤服，使人精神倍加，两足筋力涌出""六月常服五味子……在上则滋源，在下则补肾"。现代药理证明五味子有强壮中枢神经系统的作用。

总之，该升压汤具有温阳益气、滋阴养血、升高血压的作用。

【病案54】彭某，男，72岁。2010年7月10日来诊。主诉：头晕得厉害，心慌，浑身没劲。血压60/40mmHg，我告诉他，是血压太低缘故。他说，我已经吃了好几盒人参生脉饮了，怎么不见效呢？我说，那就开几剂中药吃一吃吧。

此人舌淡，苔薄白，脉双寸沉弱，关尺濡细，面白，饮食、二便基本正常，腰稍痛。辨证为心肾阳虚，气血不足。

处 方

[组成] 生黄芪20g　当　归15g　附　子10g　干　姜15g
　　　甘　草15g　枳　实60g　桂　枝10g
　　　五味子10g　麦　冬15g　杜　仲30g

[用法] 3剂。水煎服。

3日后，复诊：头已不晕，心亦不慌，腰稍好些。血压110/80mmHg。患者要求再服几剂药以巩固疗效。续服10剂，痊愈。

低血压不仅有上述偏虚偏寒的证，虽然临床上大多数低血压属于这一类，但不可太过于死板，偏热偏实的火郁证低血压也能见到。我最近治疗的 1 例刘姓妇女，就属于此类。

【病案 55】刘某，女，62 岁。以头晕为主诉求诊。血压 70/40mmHg。说女儿给买了好多盒生脉饮，喝完还是这样。笔者在临床上常遇到这种情况，每诊断为低血压，不分什么情况，就被告知服生脉饮、补血露类。怪哉！

此人舌尖边红，苔黄腻，口干苦臭，脉弦滑微数，能食，大便偏干，小便赤热。一派火郁三焦，气机不利之证。

处 方

[组成] 黄　连 10g　　黄　芩 15g　　黄　柏 15g
　　　　制大黄 20g　　栀　子 15g　　白蒺藜 30g
　　　　钩　藤 15g　　生甘草 10g
[用法] 3 剂。水煎服。

---

3 日后，复诊：告知服药后每日大便 3 次，头脑清醒多了，头也不晕了，现血压 110/70mmHg。上方减大黄，略为调整，又服 5 剂，一切恢复正常。

从上案看可以得出一个认识，用中医看病，切不可拘泥于西医病名，一定要用中医的辨证方法，有是证用是药。尽管低血压病大多数相当于中医的阳虚、气血虚，但是还是有不同的。死板教条是临证的大忌。切记！再转录一案以证之。

【病案 56】选自《赵绍琴临证验案精选》。

李某，男，36 岁。1992 年 5 月 7 日初诊。自诉血压偏低已近 2 年，选服补剂而愈重。现头目眩晕神疲乏力，心烦急躁，夜寐梦多，心慌气短，饮食无味，大便偏干，舌红苔厚且干，脉沉细滑数，血压75/52.5mmHg。证属湿热郁滞，气机不畅。治以芳香宣化，疏调气机。

处 方

[组成] 蝉　蜕 6g　　片姜黄 6g　　川楝子 6g
　　　 僵　蚕 10g　藿　香 10g　佩　兰 10g
　　　 大腹皮 10g　槟　榔 10g　大　黄 1g
　　　 焦山楂、焦神曲、焦麦芽各 10g
　　　 水红花子 10g

嘱其停服一切营养补品，饮食清淡，每天散步 2h。

服药 7 剂后，诸症减而大便偏稀，血压 97.5/67.5mmHg。原方加荆芥炭 10g，防风 6g，伏龙肝（先煎）30g。以此方加减服用 20 余剂后，精神爽，纳食香，血压维持在（120～97.5）/（75.0～67.5）mmHg，而告病愈。

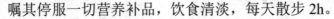

胀满治疗三步曲

胃病一般有呕、酸、痛、胀四个常见的症状，其中胃脘胀满一证治疗起来最为棘手。常看有的医生动辄就是砂仁、厚朴、陈皮、木香一类药物，实际上疗效并不佳。通过多年的临床实践，我认为，胀满一症除了要分为虚、实、寒、热按证治疗以外，还有一个治法可以考虑运用。即理气、疏肝、活血三步走疗法。

【病案 57】窦某，女，65 岁。患脘腹胀满已数月，在中医院治疗许久，始终解决不了脘腹胀满。看前医所用之方，大体不出理气消胀之品，如木香、香附、大腹皮、白豆蔻、砂仁、厚朴、莱菔子、紫苏梗之类。我觉得应该有效，但患者认为时好时坏，疗效不佳，听别人介绍我治胃病效果好，特此找上门要求给予治疗。于是我辨为肝胃不和。先用香砂六君子，继用半夏泻心汤，辛开苦降，结果亦是无效。治脾胃不应，改用疏肝。用四逆散（柴胡、白芍、枳实、甘草）加川楝子、砂仁、香附，有小效，但其胀终不除。或舒服半日、一日后，又复如故。

寻思良久，乃忆及王旭高《西溪书屋夜话录》有"疏肝不应，必是血络中瘀滞"之语，《临证指南医案》亦谓"胀久不愈，当从肝经络脉治法"。然其舌、脉却无瘀滞之征。但前贤经验如是，何妨一试。于是取《医林改错》血府逐瘀汤。该条下曾言："无故爱生气，是血府血瘀，不可以气治，此方应手效。"

血府逐瘀汤

[组成] 桃　仁 10g　　红　花 6g　　当　归 10g　　川　芎 10g
　　　　白　芍 10g　　生地黄 10g　　桔　梗 6g
　　　　柴　胡 10g　　枳　壳 10g　　生麦芽 15g
　　　　丹　参 15g　　五灵脂 10g　　生蒲黄 10g

[用法] 水煎服。

服用 5 剂后，其恙竟然如失，其效之快，令人讶之。

一般而论，胀与饮食有关，即多食多胀、少食少胀，不食不胀者，病在脾胃，和中消食、健脾助运或苦降辛开，即可取效；与饮食无关，不食也胀者，其病在肝，疏肝理气，复其条达之常则愈。此案患者初从脾胃治不应，故改用疏肝，其效不显，又改从活血通络之法得愈。由此可见，临床上治脘腹满胀一症不可拘泥死规，一法不应，用二法，二法不灵，用三法。与胃有关用消气，保和烂积丸一类；和肝有关用疏肝，柴胡疏肝饮一类；上两法不应，可考虑久病成瘀，前贤亦有论怪病从瘀而治，取活血通络法，用血府逐瘀汤、失笑散、丹参饮之类。这样一步一步走下去，解除慢性疑难脘腹胀满症亦不难。多年来，我依照这个办法，治疗脘腹胀满症收效甚佳，自己戏称为"胀满治疗三步曲"。

中医骨科疼痛治疗的认识和体会

中医骨科的范围比较广泛，我在这里只讲3个常见病症：①颈肩疼痛；②腰部疼痛；③类风湿疼痛。

主要介绍几个方子和几种常用中药的应用。

◆ 颈肩疼痛（摘自《名师与高徒》）

引起颈肩疼痛最常见的病是颈椎增生，生理弯曲改变及颈椎骨关节炎、增生性颈椎炎、颈神经根综合征、颈椎间盘脱出症。这是一种以退行性病理改变为基础的疾病。主要由于颈椎长期劳损、骨质增生，或椎间盘脱出、韧带增厚，致使颈椎脊髓、神经根或椎动脉受压，出现一系列功能障碍的临床综合征。表现为椎节失稳、松动；髓核突出或脱出；骨刺形成；韧带肥厚和继发的椎管狭窄等，刺激或压迫了邻近的神经根、脊髓、椎动脉及颈部交感神经等组织，引起一系列症状和体征。

以上是西医对本病的认识，我从中医的角度来认识和治疗颈肩疼痛。肾主骨生髓，骨的病归肾管，这是其一。不通则痛，通则不痛，这是中医对疼痛的认识，它关乎气血通畅不通畅，这是其二。

治疗颈肩疼痛我一般用葛根汤合活络效灵丹加减。

葛根汤合活络效灵丹加减

［组成］野葛根60g　　生麻黄10g　　桂　枝30g

丹　参 30g　　当归尾 30g　　赤　芍 30g

制乳香 10g　　制没药 10g　　骨碎补 30g

羌　活 30g　　鸡血藤 30g　　七叶莲 30g

甘　草 15g　　生　姜 10g　　大　枣 6 个

上等血竭适量

下面重点介绍生麻黄和上等血竭。

◇ 麻黄

用麻黄镇痛，我原以为是自己的独得之秘，其实不然，医圣张仲景早已用过了，只不过我们没有注意罢了，抑或是太注重麻黄的解表发汗作用，而忽视了其镇痛作用。

《伤寒论》云："太阳病，头痛发热，身疼腰痛，骨节疼痛，恶风，无汗而喘，麻黄汤主之。"

《金匮要略》云："湿家身烦疼，可与麻黄加术汤。发其汗为宜，慎不可以火攻之"。

《金匮要略》："病者一身尽疼，发热，日晡所剧者，名风湿，此病伤于汗出当风，或久伤取冷所致也，可与麻黄杏仁薏苡甘草汤。"

《金匮要略》："诸肢节疼痛，身体尪羸，脚肿如脱，头眩短气，温温欲吐，桂枝芍药知母汤主之。"

"病历节不可屈伸，疼痛，乌头汤主之。"

《千金》三黄汤，治中风手足拘急，百节疼痛，烦热心乱，恶寒，经日不欲饮食。

上述方中均以麻黄为要药，可见用麻黄治痛不是恣意杜撰的。

中医传统是医药不分家，历来精于医者必精于药。知医识药，两者不可或缺。正如《本草思辨录》所说："人知辨证难甚于辨药，孰知方不效，由于不识证者半，由于不识药者亦半。证识矣而药不当，非

113

医话留香之病验心得

但不效，而且贻害。"

◇ 血竭

今日中药较古人更为复杂，野生家种、真假伪劣、产地不同、等级差别、上化肥、打农药以及非其时采摘等，皆严重影响疗效。开药方是医生的事，进药是药房的事，效与不效，孰是孰非？再者，书本上的经验是别人的，要想变为自己的，非亲身实践不可。我因自己和家人得颈椎病和腰椎病，从 20 世纪 80 年代中期开始研究这两个病。但治起来总是有时有效，有时无效，让我百思不得其解。有一次做药时，我的司机告诉我以前的血竭不好捣，现在的血竭一捣就碎；还有另一位女药工说，以前血竭特黏，染到手上不好洗，现在的血竭不那么红，黏到手上也好洗了。通过这个偶然发现，我才恍然大悟，问题出在血竭上。于是我三下云南，五去安国，花了七八年时间反复试验，经过了多次失败，走了不少弯路，报废了一批又一批药品，最后总算弄明白那么多种血竭，虽然都是正规厂家生产，都有国家规定的质量标准，但只有那种外表看起来颜色鲜红、摸起来黏手不易洗、捣时不易碎的血竭治这两种病才有效，其他一概无效。药品选对后，再治这两个病才开始得心应手。

我老伴 1992 年在省中医研究所摄 X 线片时医生说，她颈椎的骨刺是往下长的，是最能引起疼痛的、比较严重的那一种，经过我断断续续地治疗，不久即消除了疼痛。上个月做 CT 检查除了颈椎生理弯曲有点改变外，基本正常，骨刺居然消失了！我父亲 70 多岁时，得了颈椎病，我给他治好后，直到他 88 岁去世时都未复发。我自己的颈椎病和严重的腰椎间盘突出也治好了。十几年来经我治好的这两种病有几百人，基本未复发，连我自己都感到十分惊奇。我想如果我单凭书本上的知识而不是在选药、辨药上亲自去实践，恐怕不会有这样好的疗效。所以我对药的感情很深，每到药店发现我所需要的那种血竭，总是有"众里寻他千百度，蓦然回首，那人正在灯火阑珊处"的感觉而激动不已。"纸上得来终觉浅，绝知此事要躬行。"陆游在《冬夜读书示子聿》中的这两句诗，实在也应该成为我们中医的座右铭。

◆ 腰部疼痛

针对急性和慢性两种类型的腰痛，可以分别使用全蝎乌梅红花汤和独活寄生汤。

◇ 全蝎乌梅红花汤

适用于急性期，患者越痛，效果越好，反之效差。

全蝎乌梅红花汤

[组成] 全　蝎 30g　　乌　梅 30g　　红　花 6g　　威灵仙 15g
　　　　生乳香 10g　　党　参 15g　　白　芍 30g　　白　术 15g
　　　　木　瓜 30g　　防　风 12g　　羌　活 30g
　　　　独　活 15g　　细　辛 6g　　白　芷 15g
　　　　炙甘草 15g　　七叶莲 15g
[用法] 每日 1 剂，分 3 次服。

这个方子是我近年来运用比较多的一个方子，尤其对于腰椎间盘突出的急性发作效果相当明显，可以说是内服一剂就可以明显见到效果。临床用此方治疗了一百多例腰椎间盘突出急性发作的，都取得了满意的效果，故在此分享给大家。

此方是我的学生王家祥大夫研制的，其方义的启发来源于郭永来老师的《坐骨神经痛证治一得》和笔者的《全蝎用于缠腰火丹镇痛》两篇文章关于全蝎的运用，知道了全蝎对于神经性疼痛有相当独特的疗效，再结合他自己这十多年的临床体会，通过近两年对二百多个腰椎间盘突出的患者内服中药的运用，逐渐筛选提炼了这个方子。在此列举两个案例。

医话留香之病验心得

【病案58】摘自《王家祥医案》。

刘某，男，54岁，其2012年10月4日来我院求治，当时腰部伴右下肢疼痛半个月，我予推拿、针灸、外敷及中药治疗3天后疼痛大减，10月7日我没有上班。他听同事介绍某个搞保健推拿的师傅按得不错，就去找那个人按摩了一次，结果当晚腰和右下肢串通，状如针刺，通夜不能入睡。10月8日自己不能站立行走，由朋友背来我院，查整个腰部肌群僵硬如板状，舌苔厚腻，脉弦而紧，予针灸和外敷中药，处上方原方。10月9日自己走来，述疼痛已经减去大半，其说当天回家熬药内服两小时后即感腰部有一股热流传到右小腿，当即感觉疼痛减轻。后又内服此方3剂，右腿部疼痛消失，腰部略有胀痛，予对症巩固治疗了1周痊愈。

【病案59】摘自《王家祥医案》。

李某，男，42岁，我的大舅子，今年11月20日来电话，说腰部伴右下肢疼痛4天，右侧环跳部位剧痛，右小腿外侧至小趾麻木，夜间疼痛更甚，3天没有怎么睡觉了，入睡即被痛醒。其2009年曾经患过腰椎间盘突出，这次是旧病复发了。说我岳父为他开中药和针灸治疗了3日，效果一直不是很明显。（我岳父也是一个骨科医生，在他们雅安当地还很有威望的。）电话中听了他的症状后，我说我给你开个方子试试吧！（经常有人网上叫我开方子，我都不会开的，因为作为一个医生必须对患者负责，自己的舅子也就没有办法了。）也是上面的原方，第二天电话问他，说疼痛减轻了一些，昨天夜里还是被痛醒了，并说岳父那里没有乌梅了，原方就差乌梅一味。我告知必须要乌梅，并说乌梅是这个方子的一味主药，不能少的。当天我岳父专程去进了乌梅回来，按原方配药内服。11月22日一早即来电话，说疼痛已经明显减轻了。11月25日来电，说已经没有怎么疼痛了，但右小腿外侧还有一点麻木，问还需不需要吃药，我又用黄芪桂枝五物汤加了几味药。吃了3剂就完全没事了。

◇ 独活寄生汤

适用于以虚和瘀为特点的慢性腰腿痛。具体可参见前述"独活寄生汤千金之良方"。

【病案60】常某，女，76岁，腰腿痛长达半年，现已佝偻直不起腰。曾住院治疗，拍片和CT诊断为腰椎间盘突出，压迫神经造成腰腿疼痛。住院期间曾予牵引治疗无效，因为还有糖尿病高血压等病故也未能手术。出院后又到某盲人诊所进行了推拿按摩，不但不起效，疼痛又加重，无奈经人介绍转诊于余。

此人胖白皙，弯着腰，不敢活动。舌淡苔白，脉浮滑略数，尺不足，饮食二便基本正常。辨为年老体弱，肾精不足，外感寒湿，经脉瘀滞。治以补肾强精，祛风除湿，活血通络。

独活寄生汤加减

[组成] 独　　活30g　　桑寄生15g　　杜　　仲15g　　牛　　膝15g

细　辛6g　　秦　艽10g　　茯　苓15g　　肉　桂10g

防　风10g　　川　芎10g　　人　参15g　　甘　草10g

当　归10g　　芍　药10g

生地黄15g　　淫羊藿30g

金毛狗脊30g

[用法] 50剂。水煎服，每日2次。

10日后患者家属电话告诉我，吃了1周后就不痛了，但还是酸困无力，腰略微能直起一点了，老人很高兴。我说继续用，坚持把50剂服完。后患者电告，吃了1个月后腰就彻底不痛了，人也有劲了，腰又直起来，可扬眉吐气了，问还需要再吃药吗？答曰不用了。可以食疗，经常多吃红烧龙骨。

◆ 类风湿疼痛

◇ 史氏风湿汤

主治类风湿关节炎。

❧ 史氏风湿汤 ❧

[组成] 黄　芪 200g　秦　艽 20g　防　己 15g　红　花 15g

桃　仁 15g　青风藤 20g　海风藤 20g

地　龙 15g　桂　枝 15g　牛　膝 15g

白　芷 15g　白鲜皮 15g　甘　草 15g

七叶莲 30g　羌　活 30g

此方可随证加减，以改动方中药物用量为主，或将药物稍事变更。热盛为主，可加漏芦 30g，漏芦清热而不伤阴；以寒为主者，可加制附子 10g，增强散寒镇痛之力；顽痹正虚、关节变形者，可加当归 20g，制附子 10g，伸筋草 15g，加强温补穿透之力。

【病案 61】摘自《史鸿涛医案》。

吴某，男，34 岁，1955 年 6 月 5 日就诊。患感冒月余，现主证两足关节红、肿、热、痛，甚则难忍，不敢着地。当地医院诊为"类风湿关节炎"。查舌红，苔黄，脉濡数。证属湿热痹阻经络，治以清热祛湿，活血开痹法。

❧ 处　方 ❧

[组成] 黄　芪 200g　秦　艽 20g　防　己 15g　红　花 15g

桃　仁 15g　　青风藤 20g　　海风藤 20g　　地　龙 15g

桂　枝 15g　　牛　膝 15g　　穿山甲 15g

白　芷 15g　　白鲜皮 15g　　甘　草 15g

漏　芦 30g

［用法］连服 8 剂，为期半月，告愈。

【病案 62】摘自《史鸿涛医案》。

李某，女，24 岁，1978 年 8 月 4 日就诊。当地医院确诊为"类风湿关节炎"，至今已 4 月余。现两手关节肿胀麻木，疼痛，屈伸不利，浑身酸重，四肢发凉。面色青暗，舌质淡，中有白苔。证属风寒湿邪侵入肌肉，痹阻经络，治用祛风散寒除湿、温经活血镇痛之法。

处 方

［组成］黄　芪 200g　　秦　艽 20g　　防　己 15g　　红　花 20g

桃　仁 20g　　地　龙 15g　　桂　枝 20g

牛　膝 15g　　穿山甲 15g　　甘　草 15g

制附子 10g

［用法］连服 12 剂，其间稍事加减，为期
　　　　1 个月，痊愈。

【病案 63】摘自《当代名医临证精华：痹证专辑》。

阎某，男，56 岁，工人，1983 年 4 月 3 日就诊。

患类风湿关节炎 8 年。现两手足关节强硬，变形，运动障碍，两膝部皮肤有皮下结节，全身乏力，精神苦闷，气短懒言，面色苍白，舌淡无苔，脉沉细而缓。证属血虚寒湿凝滞经络，荣卫气血流通障碍，

邪气深藏，久居体内而顽固性寒湿痹证。治用调气血，散寒湿，活经络，坚筋骨之法。

❧ 处 方 ❧

[组成] 黄　芪 200g　秦　艽 20g　防　己 15g　红　花 15g
　　　　桃　仁 15g　地　龙 20g　桂　枝 15g　土牛膝 15g
　　　　穿山甲 30g　甘　草 15g　当　归 20g
　　　　制附子 10g　伸筋草 15g
[用法] 4 剂 1 个疗程，为期 8 日，2 个疗程间
　　　　隔 4 日。

　　共服 10 个疗程，关节畸形、运动障碍得到明显纠正。

　　按：在治疗类风湿关节炎方面，我曾经用过很多名医的方子，诸如焦树德老中医的尪痹汤、朱良春老中医的益肾蠲痹丸，均有一定的效果，但是都不如史氏的这首方效果显著。此方用药量较大，颇有王清任之风，一般人不敢用，加之史氏名气有限，属地方名医，一般人了解不多，致使一首良方埋没多年。我 20 世纪 80 年代末，读到此书此章被其深深震动。缘其方子不同一般，轻描淡写，或用虫类，大胆施于临床，真如史氏所言，效如桴鼓。

　　【病案 64】乔某，女，37 岁，青海人。患类风湿关节炎近十年，手脚关节红肿疼痛，晨僵，尤其是两膝关节肿痛厉害，手指关节微有变形，睡眠不好，饮食二便尚可，脉弦滑，舌红苔微黄腻。辨为湿热痹。

处 方

[组成] 生黄芪 200g　　地　龙 12g　　桂　枝 12g　　桃　仁 12g

　　　　红　花 12g　　青风藤 15g　　海风藤 15g　　怀牛膝 15g

　　　　炮穿山甲 6g　　白　芷 15g　　白鲜皮 15g　　秦　艽 12g

　　　　防　己 12g　　牡丹皮 18g　　生地黄 60g

　　　　忍冬藤 30g　　首乌藤 30g　　生甘草 30g

　　　　漏　芦 30g

[用法] 20 剂。水煎服。

复诊：诸症大为减轻，效不更方，又服 40 剂痊愈。尔后治疗此病屡用屡效，成为我治疗类风湿的有效方之一。

后读《中医思想者》一书，发现海上方亦有同感，现一并摘录以飨读者。

说当代医家善用黄芪者，我以为当推邓铁涛、张志远、史鸿涛诸先生。

鸿涛先生是吉林名医，可能知者不多。我知道史先生是因阅读《当代名医临证精华：痹证专辑》一书而了解。

我母亲患有类风湿关节炎，病始于 20 世纪 90 年代初期，手指等关节逐渐变形。1999 年夏，病情加剧而影响正常的生活。当时我尚在大学念书，母亲在一上海医院看门诊，然而效果不明显。为此，我查阅了很多书籍。当然《当代名医临证精华：痹证专辑》是必读的。书中朱良春、王士福、姜春华、史鸿涛诸先生的经验，我尤为在意。特别是以史鸿涛先生的类风湿汤打底，自拟处方为母治疗。服药三周渐渐见效，三四个月后明显好转，服至半年能操持家务，行动自如，各项检查指标也正常了。

类风湿汤的特点是重用黄芪 200g。我在方中又加用附子、生地黄、全蝎、蜈蚣、薏苡仁等。

121

医话留香之病验心得

因我母亲获效，其同学亦患类风湿关节炎，故也跑来请我治疗。我采取类似方药，她见效更快，效果也更好。

还曾治一位类风湿患者，手指与脚趾关节均严重变形，膝关节和髋关节有三个都置换过，关节疼痛，不能触碰，出汗怕风。我用桂枝汤加大剂量黄芪和附子，服药两三周后，黄芪用至200g，桂枝、白芍、附子均用至30g，病情明显缓解。

按：方中秦艽一药多能。治疗痹证，风寒湿热，皆可应用，且病发无问新久，病情无问轻重，均可用之，实为治疗痹证之要药。防己善除风寒湿邪，长于消肿。二药相配，蠲除风湿肿痛病变。青风藤、海风藤取藤之通络之功，利经络，为治疗关节不利、麻木拘挛之要药。四药合用，驱风散寒，除湿清热，舒筋活络，解麻镇痛，为治疗类风湿之要药。痹者，"闭也"。气血经络，闭阻无疑，故桃仁、红花为必用之品；桂枝辛温，温经通阳；地龙咸寒，又善走窜，四药合用，通痹行瘀，活血利络。更兼地龙为血肉有情之品，对顽固性痹证尤为适宜。白芷能解热解毒镇痛，白鲜皮能清热燥湿除痒，二药合用，专治热痹之痒痛不适。芪补一身之气，卫外而行内；牛膝善通经活血，补肝肾，强筋骨；甘草调合诸药而缓急镇痛。四药相伍，鼓舞正气，强健筋骨，调达气血，合取纠正关节变形之功。

 ## 妇女更年期综合征调理方药谈

平时在临床上经常遇到50岁左右的妇女，就诊更年期综合征。主诉：烘热、出汗、心悸、头晕、心烦、易怒、失眠、多梦等症状。经西医补充雌激素不见好转，自己服用一些中医药方，疗效也不明显。我早年治疗此症，疗效也不是很理想。有效，有不效的。曾思考了很长一段时间，才找到一个好方子，临床施治，十中八九。

早年在治疗此病时，我一般用二仙汤加减，这是上海已故名老中医张伯臾创制的，曾在全国推广流行，疗效还是有的，但临床中常出现时效时不效的情况。

更年期综合征，相当于中医上所说的，妇女四十九岁天癸止的现象。主要病机为肝肾阴虚，虚阳上亢。一般人常用六味地黄丸或知柏地黄丸治疗，亦是有效有不效。反不如二仙汤加减有效的多。我看病一向追求高效，因为此病并不是什么大病、疑难病，我觉得好攻破。考虑此病的病状病机，我还是用老办法，集中有效方剂，重复杂合组成效方。此方法乃唐朝大医孙思邈的做法，我屡用屡效。

言归正传，我把名医们治疗更年期综合征用过的几个有效方子，经过临床检验，集中在一起组成一个新方，将其命名为葆青汤。

方药组成：淫羊藿、仙茅、巴戟天、黄柏、知母、当归、女贞子、墨旱莲、百合、生地黄、浮小麦、生牡蛎、生龙骨、山茱萸、五味子、麦冬、怀牛膝、生甘草、西洋参、大枣。此为基本方，当随症加减。

此方一拟出，拿到临床上验证，一试即灵。运用于妇女更年期综合征的调理，疗效大大提高。治疗此类患者十愈八九，可以说是一个高效方子。

该方集中了二仙汤、二至丸、百合地黄汤、百合知母汤、生脉散、甘麦大枣汤、桂枝龙牡汤等，集调阴阳、滋心阴、平肝阳、缓肝急于一体，功用强大，照顾面广。

【病案65】患者，女，48岁，西安北郊胡家庙人。经朋友介绍来诊。人面红黑，略瘦，一见面就滔滔不绝地说起来，说最近一段时间，心烦躁急，老是看啥都不顺眼，听啥都不顺耳，没事找事，老是和家人吵架，平时还阵阵烘热，出汗，心慌，失眠多梦，大便干结，月经已半年多未来。舌淡红口干口苦，脉象双关浮滑，左尺沉濡。在一位老中医处服过一段时间中药，没有明显的改善。典型的更年期综合征。

蓁青汤加减

[组成] 淫羊藿 10g　仙　茅 6g　　巴戟天 10g　肉苁蓉 30g

　　　黄　柏 30g　　知　母 30g　当　归 10g　女贞子 15g

　　　墨旱莲 15g　浮小麦 30g　五味子 12g　麦　冬 25g

　　　北沙参 30g　牡丹皮 15g　栀　子 18g

　　　生龙骨 30g　生牡蛎 30g　怀牛膝 15g

　　　百　合 30g　生地黄 30g　生甘草 10g

　　　大　枣 12 枚

[用法] 7 剂。水煎服，每日 3 次。

　　1 周后复诊时，烘热、出汗、心慌、烦躁减轻许多，大便也不干了。效不更方，续服 7 剂，患者基本好转。又服 10 剂，诸症消失得愈。

　　此证因有心烦易怒故加入牡丹皮、栀子；大便干结故加肉苁蓉，此乃活法。如失眠多梦严重者，还可加入酸枣仁、白薇等。

托法在外科疮疡中的运用

　　内治外治同一机制，凡精通内科的医生也应该能用内服中药治疗一些外科疾病。运用益气托毒法治疗疮疡证应是内科医生掌握的一个基本手段和技术。

　　外科常见的痈证和部分疽证，如乳腺炎、疖疮、阑尾炎、栓塞性脉管炎等，都可以用益气托毒法治疗。临床上经常见不少医生只用清热解毒、消肿散结的治法，一味大量地使用苦寒伤胃之药，什么黄芩、大黄、连翘、紫花地丁一股脑地堆砌叠用，满脑子杀菌消毒的概念，结果疗效并不理想。

　　根据我多年的临床经验，使用益气托毒的方法可以收到很好的疗效，运用得好的话，基本上可以达到十治十愈。那么临床上怎样运用好这一治法呢？原则就是益气温补加清热解毒。

首先，益气的药可取当归补血汤和十全大补汤为主加减；其次，清热解毒的药可取五味消毒饮和仙方活命饮为主加减。在运用的过程中，要注意两个问题：病在初期，属热属实时，以清热解毒为主，益气温阳为辅；病在后期，以益气温阳为主，以清热解毒为辅。次序、重点不可颠倒，否则就会祸起旋踵。

【病案66】曾治一武姓青年妇女，生完一女，满月后一日喂奶不及，右侧乳房外上侧红肿憋胀，疼痛难忍，同时伴高热38.5℃，患者不愿打针、用西药，害怕对哺乳有影响，故求中医治疗。我接诊后，根据患者为青年，体热壮实，诊断为急性乳腺炎，中医称为乳痈，辨为阳明证。

——⟨⟩ 处 方 ⟨⟩——

［组成］生黄芪 15g　　当　归 10g　　蒲公英 50g　　野菊花 30g
　　　　金银花 150g　连　翘 30g　　紫花地丁 30g
　　　　皂角刺 15g　　穿山甲 6g
［用法］3 剂。水煎服。

1剂后热退，3剂后痊愈。

此案黄芪、当归均用小剂量，活血散结；蒲公英、金银花均用大剂量，清热解毒为主。所以效如桴鼓，不亚于西医疗法。此方法学习于山西已故名医白清佐老先生。

【病案67】白清佐治乳痈案。

白清佐善用验方银花白酒散治乳痈。尝谓：乳痈者，多主肝胃郁热，气血壅滞，以致乳络阻塞，发为乳痈。未溃者属邪实，乳房红肿疼痛，寒热交作，头痛胸闷，骨节酸楚，脉弦数。宜用大剂银花白酒饮（金银花240g，白酒240ml，水煎服），可期速效。或者以为用量过大，然在初期毒盛邪实，实非小剂可得而济也。而且金银花不单清热解毒，其性亦补，为治痈最善之品；白酒温散善走，能引药力直达病所。2味合和，药专剂大力强，对初期乳痈，体质壮实者，内消神速，诚良方也。

【病案68】摘自《白清佐医案》。

卢某，26岁。干部家属。1962年夏产后患乳痈，曾注射青霉素、链霉素等，肿痛不退，来门诊就医。检视左乳肿胀，疼痛非常，乍寒乍热，胸闷呕恶，脉弦数。断为肝郁胃热，气闭邪实，酿热成痈。给予银花白酒饮1剂而疼痛大减，2剂寒热止，再进2剂痈消而愈。

我从此案的学习中，得到的启示是，早期解毒用大剂量的金银花，至少要用150g，外加托表的白酒（我把它换成黄芪、当归）。黄芪的特性就是易于走表，这一点和人参走里不同。用酒与用黄芪、当归一理，只不过后者更为方便一些罢了。

【病案69】李某，男，48岁。就诊前1周，肚脐左上约5cm处，长一热痈，开始有鸡蛋大小肿块，红肿热痛，随便找了一点消炎药吃了，又用了点拔毒膏，未能控制住病情发展，红肿继续增大。本应等脓熟透后切开引流即可，无奈患者自视懂点医学常识，未等熟透，自行挤压，结果引起扩散感染，高热、灼热，险些酿成败血症。经医院连续注射大量抗生素，才得未继续发展。1周后出院，伤口留了1个红枣大的窟窿，久不收口，来就诊中医。检视伤口不红发暗，塞有雷佛奴尔黄纱条，创面约2cm，深入腹腔，不愈合。舌淡苔白腻，脉浮大而芤。饮食、二便一般。诊断为腹痈，时间已久，气血虚耗。当以大剂益气托表兼清热解毒。

处 方

[组成] 生黄芪 150g　　当　归 30g　　川　芎 10g　　赤　芍 12g

熟地黄 30g　　太子参 15g　　茯　苓 12g　　白　术 10g

甘　草 10g　　蒲公英 15g　　野菊花 30g

金银花 15g　　连　翘 15g

紫花地丁 50g

[用法] 7剂。水煎服。

　　此案以大剂温补气血为主，因病为后期，伤口不敛，以虚为主；兼以清热解毒，蒲公英散结力大，宜小剂量，因感染未尽，故加紫花地丁解毒。主次分明，重点突出。

　　1周后复诊。伤口已近收敛，无有脓水流出，创面发红，不再黯黑。前方去蒲公英、连翘、野菊花，续服7剂，痊愈。

　　【病案70】于某，男，58岁。3年前右下肢开始发凉，走路小腿时酸胀，渐见间歇性跛行，右脚小趾发黑，趾甲处流脓，整个足背呈黯红色。医院诊为血栓闭塞性脉管炎。经治疗无明显效果，医院建议截肢，家里不同意。出院后，曾到蓝田县山中找一老中医治疗，内服、外敷无效。经人介绍来我处治疗。

　　右足小趾溃烂，周围皮肤肿胀紫黯，如煮熟红枣。创口流紫黑血水，气味剧臭，疼痛如汤泼火灼，彻夜不眠，很快腐烂蔓延，向足背发展，遇热痛重，遇凉减轻。

　　此人面色萎黄，全身皮肤枯槁，体型高大瘦长，神志清醒，表情痛苦，抱膝握足，坐卧不安。双足趺阳、太溪脉不能触及，舌淡苔白腻，脉弦细弱。辨证为脱骨疽寒邪郁久化热（血栓闭塞性脉管炎，热毒型）。治宜清热解毒，益气托表并重。

医话留香之病验心得

处 方

[组成] 生黄芪 100g 　　当　归 30g 　　金银花 60g

　　　　玄　参 60g 　　甘　草 15g 　　蒲公英 30g

　　　　连　翘 30g 　　紫花地丁 30g 　　野菊花 30g

[用法] 7剂。水煎服。

外治在创面撒化腐生肌之药,覆盖凡士林纱布。消毒敷料包扎,每日换药1次。

经服上方7剂,疼痛稍减,晚上可入睡2~3h。局部已由湿性坏死渐转为干性坏死,右小趾已全发黑干枯。建议外科截取小趾,半个月后回来复诊。西医外科截去小趾,但伤口无法愈合,仍建议上截,患者不同意。仍回到我处中医治疗。

复诊时,检视右足背红肿发黯,伤口不愈合,仍然疼痛,夜间尤甚。西医抗生素仍用着。其他症如前。果断停掉抗生素,纯用中药治疗。因热毒已不盛,虚象已露,正气不足。治宜大剂益气扶正,兼顾凉血活血解毒。

十全大补汤加活血解毒药

[组成] 黄　芪 180g 　　当　归 30g 　　金银花 30g 　　天花粉 30g

　　　　党　参 10g 　　川　芎 10g 　　白　芍 10g 　　茯　苓 10g

　　　　桔　梗 10g 　　陈　皮 10g 　　牡丹皮 10g 　　麦　冬 10g

　　　　五味子 10g 　　川牛膝 10g 　　白　术 9g

　　　　白　芷 6g 　　　乳　香 6g 　　　没　药 6g

　　　　皂角刺 6g 　　　甘　草 6g 　　　红　花 3g

[用法] 水煎服。

三诊时，服 15 剂后，脚面已不暗红，肿已消退，肉芽开始生长。上方去皂角刺再服 15 剂，创口已近愈合，疼痛完全消失。继续气血双补。

❧ 十全大补汤加减 ❧

[组成] 黄　芪 150g　当　归 30g　金银花 15g　川　芎 10g
　　　　茯　苓 10g　红　花 5g　甘　草 5g
[用法] 10 剂。水煎服，配合血竭胶囊 5 粒，
　　　　每日 3 次。

四诊时，疮口愈合，并能走路 2km 以上，无痛感，基本痊愈。脱骨疽以虚为本，但在继发感染时，治疗就不能一味补虚。本例接手治疗时寒邪郁久化热，感染严重，已出现进行性坏死，是邪盛正虚阶段，应清热解毒与益气扶正并重，待邪退以后转补气为主，托邪外出，此为治疗关键。

分析上述几案，可以看出，托法治疗一些外科疾病时，完全可以贯穿始终，而且疗效都比较显著，它能明显加快疮疡的愈合。但是在临床运用中一定要掌握好轻重次序，该重则重，该轻则轻，马虎不得。青年中医宜多思，识得个中趣，方为医中杰。

崩漏治法之我见

崩漏是妇科的常见病、多发病。女子以血为本，血证中尤以血崩最为凶险。明代徐春甫《古今医统大全》有"妇女崩漏，最为大病"之说，历来医家每每遇之棘手。崩漏久治不愈，耗血损气，严重影响妇女的身心健康。

医话留香之病验心得

对于崩漏之治，观古今医家之论，多主张急则治标，缓则治本，尤于明代方约之提出"塞流、澄源、复旧"以降，遂为后世医家所遵循，并将塞流放于首位，即当即用止血之法，以救其急。此无疑对崩漏之治提供了借鉴，对一般崩漏，确有效验。然就临床而言，诸多崩漏患者，首用止血之法，血非但不止，反如涌泉，愈治愈烈，其原因何在？

我认为，崩漏一证应因时因地因人而异区别对待，尤其"因人"这一条更为重要。不能死守上述规矩，按部就班地用塞流、澄源、复旧之法。临床上崩漏之人大体可分为三类：青年妇女、中年妇女、老年妇女。由于其生理特点不同，崩漏的现象虽一样，但产生的原因是不同的。经过多年的学习和研究，我认为，青年妇女多血热、中年妇女多郁瘀、老年妇女多虚损，故而在治法上是有区别的。

◆ 青年崩漏多血热

妇女在青春时期，一般气血充沛，尤其性成熟发达时期，相火易动，若嗜辛辣、饮酒或素体阴虚，均可导致血热，冲任受扰，迫血妄行，病成崩漏。正如张景岳云："病阳搏者，兼以火居阴分，血得热而妄行也。"此类证候，一般多见于闭经或月经超期之后。临床表现血色深红或紫，质稠，面赤，口苦，咽干，便燥，情绪易于激动等症情，治宜升、清、凉、止。

【病案71】赵某，女，25岁。2007年5月15日初诊。月经已来了1周了，还没有结束的迹象，反而有越来越多之势。经血色黑夹有血块，每日要换用八九张卫生巾。

这两天头晕欲睡，全身没劲，什么都干不动。舌微红苔薄黄，脉浮大扏数，面无血色，口苦咽干眼涩，心烦易怒，大便燥结，饮食尚可。辨证为肝经郁热，相火炽盛，冲任受扰，迫血随经下行。

　　3 日后，复诊：告知服药的第 2 日经血量已大大减少，第 3 日就已止住。因要工作提出不想服汤药，故开了丹栀逍遥丸合知柏地黄丸再服 1 个月善后。

　　本案是以清代傅山《傅青主女科》一书中治老年血崩的加味当归补血汤为主加减。原方为"当归（酒洗）一两，黄芪（生用）一两，三七根末三钱，桑叶十四片。水煎服。二剂而少止，四剂不再发。夫补血汤乃气血两补之神剂，三七根乃止血之圣药，加入桑叶者，所以滋肾之阴，又有收敛之妙耳。用此方以止其暂时之漏，实有奇功，而不可责其永远之绩者，以补精之味尚少"。

　　此案取牡丹皮、栀子、生地黄凉血散血，黄芪、当归固气生血，三七（云南白药主要成分即为三七，且服用方便）止血活血，桑叶清肝降火，生地榆、白头翁、生贯众清热止血，乃有效偏方。全方清热凉血，补气敛血，药中病机，故而收到应手即效。

◆ 中年崩漏多郁瘀

　　妇女生育之后，尤其中年时期，烦劳事多，情志易伤，肝郁气结，每于经期、产后，余血未尽，血瘀停滞，冲任受损，导致瘀血不去，新血难以归经，于是病成崩漏。临床表现为阴道流血，时多时少，血色紫暗有块，少腹痛，或有乳房胀痛，口苦咽干，胸脘郁闷不舒，头昏，肢体乏力等。舌质淡紫或有瘀斑，脉象沉弦。治宜升、疏、化、止。

【病案72】寿某，女，38岁。2008年初诊。月经已来了1个多月，淋漓不净，时多时少，心情郁闷，胃脘及右胁下胀痛，吃不下饭。有乙型肝炎病史。因有家族乙型肝炎病史，其兄已因肝癌故去，故整日担心癌变。

此人面白皙、透红，舌淡苔薄白，脉弦细兼涩，经常为些小事耿耿于怀、纠结不清，心烦易怒，大便略干。辨证为情态失畅，肝经郁滞，冲任受损，络血外溢。

处　方

[组成] 生黄芪30g　当　归30g　生地黄30g　桑　叶30g

鸡血藤15g　柴　胡15g　白　芍15g　茯　苓12g

白　术12g　薄　荷10g　陈　皮10g

香　附6g　川　芎10g　枳　壳10g

生甘草10g　云南白药1瓶

[用法] 5剂。水煎服，每日2次。

1周后复诊时，告知服药后经血逐渐增多，于第2日晚上8时多，阴道突然流下一块肉块，有核桃大小，同时伴有大量出血，而后经血慢慢减少。第3日经血就没有了，胃脘及右胁下亦不胀痛了。上方去加味当归补血汤，加青皮、郁金，又服5剂，各症均平，痊愈。

此案为中年妇女之漏证，下血1个月多，经血淋漓不净，心情郁闷，更加重漏血。故取止疏并用之法，加味当归补血汤合逍遥散再合柴胡疏肝饮，药中病机，故而取效。

◆ 老年崩漏多虚损

妇女进入更年期以后，一般脾肾功能逐步蜕变，精血虚衰，或肝肾阴虚，热伤冲任，或有脾虚血失统摄，迫血妄行，其症见非经期或绝经后的阴道流血，时多时少，淋漓不净，少则10余日，血色淡红，或量少色黯，多伴有头昏，耳鸣，腰酸，腿软，面色少华，或颧红潮热，精神，食欲缺乏等，脉象沉细或细数少力，舌质淡红或有紫斑，苔薄白或光红无苔。治宜升、补、固、止。

【病案73】吴某，女，53岁，退休工人。于2005年9月20日初诊。已闭经3～4年，这两天突然阴道出血，来势凶猛，用了成药宫血宁和云南白药均无济于事，仍然止不住血，特来就诊。

此人这次阴道出血，其量多色鲜红，淋漓不净。刻下头昏，腰酸腿软，全身无力，面色不荣，口干不欲饮水，纳减，舌淡红，苔薄白而干，脉细数。平时有潮热，心烦，心悸，出汗，记忆力下降，耳鸣。辨证为肝肾不足，虚火扰冲，脾虚失统，宫血失摄。

处 方

[组成] 生黄芪30g　　当　归30g　　桑　叶30g　　生地黄30g

高丽参30g　　制龟甲50g　　女贞子30g　　墨旱莲30g

淫羊藿30g　　仙　茅10g　　巴戟天10g

黄　柏10g　　知　母10g

[用法] 3剂。水煎服，每日3或4次。云南白药1瓶，冲服。

3日后，复诊：告知服完第1剂阴道出血少了许多，3剂药服完后基本止住出血。效不更方，上方去高丽参，减制龟甲为15g，再服5剂，痊愈。

此案以加味当归补血汤止血，针对老年妇女特点加入峻补肝肾之药高丽参、制龟甲、二仙汤之类，标本兼治，药中病机，故而取得捷效。

崩漏一症，病机涉及五脏，与肝、脾、肾三脏尤为密切。肝虚则血失所藏，脾虚则血失统摄，肾虚封藏不固则冲任失守，此乃为崩漏成病之本。其病机虽然复杂，但临证中只要掌握妇女在青年、中年、老年（更年期）阶段的年龄变化与月经、生殖过程的关系，就不难辨证立方。其病位在下，流血于阴道，症状反应为流失，所以在辨证的基础上，立升提贯穿始终，根据实热、瘀郁、虚损的病理机制，加入不同特点的药物，施治于临床，其疗效甚速，令人满意。

在治崩漏中，从上述几案中可以看到，我每案都用到傅山治老年血崩的效方加减当归补血汤，并以此为主，青年加入清热凉血之药，中年加入疏肝通瘀之品，老年加入滋补肝肾之味，同中有异，异中有同，这是我多年总结的经验。但是临床上还有个别不同的情况，如青年崩漏不属血热而是血虚的；中年崩漏不属于郁瘀而属于气虚的。虽说这类比较少，但也要注意，不可死守几条原则，一定要灵活处理，方能把握好治疗崩漏的钥匙。

同时，崩漏血从阴道流出，当以科学观点排除其子宫肿瘤、外伤及全身出血性疾病。因此，凡遇此证候，必须经妇科检查、血象检验及 B 超检查，以明确其适应证，决不能见其症就通作崩漏论治，以免贻误病情。这一点临床者不可不知。

 ## 便秘治疗的几种方法

便秘是指大便次数减少或粪便干燥难解，一般 2 日以上无排便，就提示存在便秘。其发病因素和临床表现比较复杂。

本病中医学病名繁多，如"大便难""后不利""脾约""便闭""阴结""阳结""大便秘""大便燥结""肠结""风秘""热秘""虚秘""气秘""湿秘""热燥""风燥"等。

古代医籍对其病因病机的论述颇多。如《素问·厥论》云："太阴之厥，则腹胀后不利。"《素问·至真要大论》云："太阴司天，湿淫所胜……大便难。"对其治疗方药亦不乏记载。如《金匮要略·腹满寒疝宿食病脉证治第十》云："痛而闭者，厚朴三物汤主之。"《证治要诀·大便秘》云："风秘之病，由风搏肺脏，传于大肠，故传化难；或其人素有风病者，亦多有秘，宜小续命汤……气秘由于气不升降，谷气不行，其人多噫，宜苏子降气汤……热秘面赤身热，肠胃胀闷，时欲得冷，或口舌生疮，此由大肠热结，宜四顺清凉饮"，又"……皆作秘，俱宜麻子仁丸"。这些记载足资参考。

中医学认为，本病为大肠积热或气滞，或寒凝，或阴阳气血亏虚，使大肠的传导功能失常所致。我在临床上除了实秘证外（此类便秘用三黄片、麻仁丸及大黄、番泻叶就可以解除症状），遇到比较多的是气虚便秘、血虚便秘和湿滞便秘。故详细谈一下这几个方面的治疗体会和方法。

◆ 气虚便秘

临床上经常遇到此类患者，其证为平时疲乏无力，饮食不多，面白身胖，大便头干后软，脉浮濡或沉濡无力，舌淡苔白。突出症状是大便困难，几日不解，或是硬挣便血。此属脾虚运化无权，传送无力而致便秘，当塞因塞用，以补开塞，补气健脾助运为治。方用补中益气汤加减：炙黄芪、当归、生白术、党参、柴胡、升麻、陈皮、炙甘草。其中我的经验是当归要用到 30～50g，生白术要用到 90～150g，这是个关键，否则很难达到疗效。

【病案 74】吴某，女，45 岁。2006 年 10 月 12 日诊。便秘 10 年，用酚酞（果导）、大黄、番泻叶、肠清茶等治疗稍有好转，但后来愈泻愈秘，又多方求治均未见好转。舌淡胖嫩，边有齿痕，苔薄白，脉沉弱。属脾虚失运之候。治宜健脾助运。

医话留香之病验心得

补中益气汤加减

[组成] 炙黄芪20g　　当　归50g　　生白术120g　升　麻10g
　　　　柴　胡10g　　党　参10g　　陈　皮10g
　　　　枳　壳10g　　炙甘草6g

[用法] 水煎服。

服3剂后，便头变软，便秘明显好转。守方共服30余剂而愈。

【病案75】焦某，女，65岁。因大便10日不通，腹胀痛难忍，呼号不已，屡登厕而不便，不能食，面色不华，舌淡苔薄白脉沉濡无力。曾经他医治疗，用大剂量芒硝、大黄攻之。方内大黄30g，煎头遍药服之大便未动，再加大黄30g入二煎，服后大便仍未动。病家窘迫无奈，延余诊治。

问其得知，近半个月大便未动，见面色败弱气短，按脉虚而无力。诊断：气虚不运。治宜益气运脾，中气得补便可通矣！投补中益气汤治之。

补中益气汤加减

[组成] 炙黄芪20g　　当　归90g　　生白术150g
　　　　升　麻10g　　柴　胡10g　　党　参10g
　　　　陈　皮10g　　枳　壳10g　　生地黄30g
　　　　炙甘草6g

[用法] 水煎服。

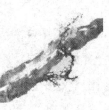

患者服1剂大便即下，所泻之物尽是黄水和黑结块，此郁邪和大

黄相拒，老年气血俱虚，不能运化也。后再服5剂，痊愈。

上述两案均从脾主运化入手。脾虚运化无权，传送无力而致便秘，当塞因塞用，以补开塞，补气健脾，生津助运为治。黄芪、党参补脾肺之气，使气足则便行；当归用 50～90g，活血润肠；生白术味苦、甘，性温，重用120～150g，健脾生胃肠之津液，使粪质不燥；升麻、柴胡、枳壳、陈皮一升一降，升清降浊，调畅气机，以助脾之运化；甘草调和脾胃虚馁之气，兼调和诸药。方合病机，药中的症，故收效甚捷。

◆ 血虚便秘

此症临床上多见于妇女产后和久病之后，我临床上多用桃红四物汤加减，收效较速。此病辨证较易。

【病案76】田某，女，25岁。2008年6月8日诊。产后1个月，由于情志不遂，致大便干结，3～4日一行，临厕努挣乏力，曾口服酚酞（果导）片、蜂蜜，外用开塞露等药治疗，病情不见好转，且日趋加重。现产后3个月，大便秘结且带血，4～5日一行，伴乏力、口干，舌淡苔白脉细。化验血象，有贫血症。辨证产后气郁，日久血虚，肠失滋润。法治益气养血，润肠通便，兼疏肝理气。方用桃红四物汤加减。

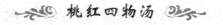

桃红四物汤

[组成] 桃　仁 12g　　　红　花 6g　　　当　归 90g
　　　　川　芎 6g　　　　熟地黄 30g　　　生白芍 30g
　　　　郁　金 10g　　　生麦芽 30g　　　浮小麦 30g
　　　　柏子仁 30g

[用法] 水煎服。

服药 3 剂，病已显示转机，大便已不干结，排便时亦不觉费力。又服 4 剂，大便每日 1 次。后以逍遥丸为主，重用当归 60g，连服 1 周，心情畅快，大便正常已不干。

患者病发于产后，气虚无力推动血行，复加情志不遂，肝气郁结，日久伤血，肠失血养，传导失常而发生大便干结，临厕艰难。中医学认为，津血同源，若人体营血亏虚，血不濡润肠道，则大便滞而难行。方中桃仁、红花活血；熟地黄大补肝肾，滋阴血，通血脉，益气力；当归养血之阳，调肝肾，润燥滑肠；川芎辛温走窜，补血活血，行气开郁镇痛，调肝气而遂其疏泄之能；且桃仁、当归、柏子仁具有油性滑肠，一物二用，生白芍亦有养阴通便作用，浮小麦养心安神、滑润有余，共起养血、活血、解郁、润肠、通便之作用。诸药共用，使阴复津足，谷道得润，大便按时排矣。特别要指出的是，此案的关键在于重用当归 90g，一物两用，既补血又润肠，为点睛之处，且不可轻之滑过。此乃我多年临床经验也。

◆ 湿滞便秘

《素问·至真要大论》云："太阴司天，湿淫所胜……大便难。"宋代医家严用和所著《济生方·便秘》提出："凡秘有五，即风秘、气秘、湿秘、冷秘、热秘是也。"临床上，凡长期脘闷满困重乏力，口苦，口黏腻，苔腻，呈一派气滞湿阻之征，且便秘而不坚者，此即《黄帝内经》所云"大便难"，亦即严用和所谓的"湿秘"。《济生方·便秘》中指出其病机："多因肠胃不足，风寒暑湿乘之，使脏气壅滞，津液不能流通，所以便秘结也。"湿滞便秘，其临床上最常见的便结特征是大便时干时溏，交替而作，且排便不利。对此症的治疗可用三仁汤加减，宣通气机，化湿运脾。

【病案 77】张某，女，32 岁，电脑程序员。2005 年 10 月 20 日初诊。主诉：从 1995 年起，时觉胸脘闷满不舒，喜睡，食少，继则大便难解，时干时稀，一直未曾注意，亦未服药。时至 2000 年，上述症状加重，胸脘终日闷满不舒，大便5～6日1次，干稀交替，艰涩难下，每次排便需半小时以上，仍总觉未尽，但其便难下，而无羊屎样粪。症见口苦而黏腻，不渴，不饥，饮食乏味，每日睡眠11～12h，仍觉身困重乏力。数年来，求医数人，屡用中西药治疗皆罔效。用芒硝、大黄类泻下，可暂得一解，但停药旋即如故。黑芝麻、蜂蜜、猪板油类润下，则便秘有增无减。现诊得脉濡，舌上满布腻苔色微黄，小便时微黄。诊为气滞湿阻之便秘。治宜宣通气机，化湿运脾。拟三仁汤加减。

三仁汤加减

[组成] 杏　仁12g　厚　朴12g　半　夏12g　枳　壳12g
　　　　茯　苓12g　木　通12g　蚕　沙12g　白豆蔻壳10g
　　　　白　术10g　薏苡仁30g　茵　陈15g
　　　　滑　石25g

[用法] 水煎服，每日1剂。

服上药6剂后，胸脘闷满大减，饮食略增，大便1～2日1次，但仍觉不爽。继服原方6剂后，大便畅利，每日1次，遂停药。随访半年，大便一直正常。

本例患者是电脑程序员，久坐少动，脾胃不足，气机郁滞可知。脾胃不足，湿自内生，湿阻中焦，健运失职，津液输布失常，则大肠失润；气机郁滞，上焦肺气肃降受阻，则大肠传导失职，糟粕内停，成气滞湿阻之便秘。因不属热结，也非津枯，故屡用芒硝、大黄泄下，黑芝麻、蜂蜜类润下，欲治其秘，其秘愈甚。《临证指南医案·肠痹》某案云："舌白，不渴，不饥，大便经旬不解……皆风湿化热，阻遏气分，诸经脉络皆闭，丹溪谓肠痹，宜开肺气以通，以气通则湿自走。"又沈案云："湿结在气，二阳之痹，丹溪治在肺，肺气化则便自通。"

笔者受其启迪，选用具有宣通气机，化湿运脾的三仁汤加减治之，确获不治之便秘而便自通之效。

 ## 治疗失眠重症要不拘一格

【病案 78】刘某，女，50 岁。最近三天，心情烦躁，昼夜不能入睡，几近精神崩溃。此人舌红瘦苔薄黄，脉弦细数，尺不足，眼结膜红丝满布，饮食正常，大便不干，烦躁不安，易怒无故发脾气，偶有头晕心悸，咽干痛。现已三天没有合眼入睡，痛苦至极。辨证为肝阴不足，肝阳上亢，神不得安宁。以丹栀逍遥散合二至丸加减。

丹栀逍遥散合二至丸加减

［组成］牡丹皮 12g　栀　子 18g　柴　胡 12g　当　归 12g
　　　　白　芍 15g　茯　神 15g　白　术 10g　薄　荷 10g
　　　　女贞子 30g　墨旱莲 15g　知　母 12g　首乌藤 50g
　　　　清半夏 45g　法半夏 45g

［用法］3 剂。水煎服，每日 2 次。下午 5 点服 1/3 量，临睡前 1h 服 2/3 量。

3 日后，复诊：告知服药当晚即入睡 6h，这两天已正常入睡，烦躁好转，效不更方，续服 3 剂，痊愈。

按：失眠一症临床很是多见，但观很多中医处理此症，多是酸枣仁汤之类，一方统管，不管辨证，故临床效果好坏参半。实际上失眠一证，临床上有多种原因，一定要辨证处理，针对病因下方用药。该案就是针对肝阴不足，肝郁化火，平肝散火，滋补阴液，用丹栀逍遥散合二至丸，外加安神药，首乌藤半夏知母，辨证加辨病，故收效较快。这里要指出的是首乌藤、半夏一定要重用，量小杯水车薪不管用，切记！

 ## 崩漏也可活血祛瘀

【病案79】郭某，女，30岁。月经淋漓不尽1个多月，西医妇科诊断功能性子宫出血，用药多种仍然止不住，查无子宫肌瘤等病，求治于中医我处。

此人中等身材，白胖，舌淡苔薄白，脉浮濡，头晕，略显乏力，月经时多时少，颜色不黑，少腹不痛，余无他症。余认为久病必虚，急应补虚固涩，处于傅青主老年崩血汤加红参三甲炭类之药，7剂，基于以往经验，想药后必止。谁知1周后复诊，患者告之，仍未止住。我为之一惊，怎么可能，再详细四诊，认为辨证无误，乃思病重药轻，又在原方基础上加大药量，继续再服7剂，试想这回应该没问题了，七天后患者再诊告之，还是未止住，且有加大趋势。我陷入深思，考虑再三，突然领悟，前诊误也，此乃旧血未去，有瘀滞也。

桂枝茯苓丸合当归芍药散加减

[组成] 桂　枝 12g　茯　苓 15g　桃　仁 12g　牡丹皮 12g
　　　　白　芍 100g　当　归 12g　川　芎 10g
　　　　泽　泻 30g　白　术 15g　鸡血藤 30g
[用法] 3剂。水煎服，以观后效。

3日后，患者如约赴诊，告知一剂即止，现已痊愈。继与定经汤善后。

崩漏一证妇科常见之病，西医谓之功能性子宫出血，一般疗法是止血清宫，但也是疗效参半，中医在这方面治疗是特长。此病我在临床上治之较多，常用补益固涩法取效。但此案，却犯了经验主义，一误再误，好在迷途知返，迅速调整方药，瘀去血止，一剂收功。此案治疗成功除了药方对证，其中白芍用大量也是一关键，量小不行。用大剂量白芍止血，这是根据已故老中医岳美中先生经验，引《止园医话》之说。白芍重用至一两以上，止血效果往往神妙而不可言。

◎罗止园论白芍止血

吐血，肺痨之咯血或吐血……中药中之白芍，其止血之效力，乃至神妙而不可思议。上述数例，于麦角及其他西药不能完全止血时，或再发更大吐血时，竟以白芍四钱至一两，佐以藕节一两、汉三七一钱、生地黄四钱至八钱等药，而完全止血，且止血后均经过数年或数十年亦未见再发。或根本不用西药，一遇吐血或咯血，即以白芍为主药与之，率皆一剂即有奇效。有时以白芍之方与麦角之方，每周调换，令患者试服，十分之十皆于服麦角时期复发吐血，病势反复。此例亦不下数十。故余至今废止麦角剂，并以余之确实试验与比较成绩坦白说于此。愿中医坚信白芍为止血神品，放胆用之，愿西医注意白芍止血，千真万确，毫无流弊，迥出于麦角等止血西药之上也。

肝硬化腹水治疗一则的体会

【病案80】姚某，男，43岁，山东沂蒙山人。乙肝大三阳，现为肝硬化腹水。从山东专门慕名来西安求治中医，此人中等身材，不胖，面黧黑无光彩，腹部略鼓胀，B超肝功化验单，提示中度纤维化腹水，脉弦细,舌淡苔白,饮食二便尚可。但精神状态不好,一见我,未开言来,先哽咽落泪。

诉说自从患了此病,媳妇也和自己离了婚,病又在当地治不好,经济也拮据,故一时心灰意冷,也不想活了。无奈还有一未成年的女儿,正上初中,求大夫能给予治疗,延长几年生命,把孩子供养成人。闻听此言,使人戚戚。我好言安慰,答应尽心尽力去治疗。

此病为中医中的臌胀,已由血臌转为水臌,确为一难症也。据上述四诊,定治则补肾健脾活血散结,佐以化水。

❧ 处 方 ❧

[组成] 生地黄 30g　　熟地黄 30g　　山茱萸 30g　　枸杞子 30g

骨碎补 30g　　海金沙 30g　　鸡内金 15g　　白蒺藜 30g

生白术 25g　　炒白术 25g　　牵牛子 10g　　桃　仁 12g

鳖　甲 20g　　龟　甲 20g　　生牡蛎 50g　　丹　参 30g

赤　芍 30g　　紫　菀 15g　　陈　皮 15g

当　归 15g　　制附子(先煎)10g

炒薏苡仁 30g

[用法] 30剂。水煎服,每日3次。

143

1个月后电告,服药期间,大便次数多,每天3～4次,小便量也增多,精神饮食尚可,腹部已软,略小。嘱上方去牵牛子,加生黄芪50g、党参30g,再续服30剂。第3个月来电报告,检查腹水已无,肝轻度纤维化,肝功正常,乙肝病毒标志物检查示小三阳。患者大喜,问还怎么服药,告之,上方3日服1剂,再坚持3个月,后电话回访,患者告诉,现在情况越来越好,精力充沛,能吃能喝,不疲乏无力,生活信心十足。医嘱将上方加工成蜜丸,再服半年。

【病案81】 老中医姜春华教授医案。

患者，女，肝硬化腹水。肝功持续异常五年，1976年初诊时见：面色黧黑，巩膜黄染，伴有腹水，失眠，腹胀，肝痛，舌质红，苔白厚。

处 方

[组成] 生大黄9g　　桃　仁9g　　地鳖虫（分吞）1.5g
　　　　川　芎6g　　丹　参9g　　炮山甲（分吞）3g
　　　　紫　参1.5g　田基黄30g　岗　根（久煎）30g
　　　　对坐草30g　茯苓皮30g

[用法] 水煎服。

经过3个月的治疗，服药49剂，面黑消失，各种症状都明显好转。肝功能各项指标好转。

【病案82】 老中医岳美中教授治疗1例早期肝硬化患者。

张某，男，49岁。1968年秋出现肝区疼痛，食欲减退，疲乏消瘦。

1970年1月突然发高热，体温达40℃，昏迷24h，伴有呕吐、抽搐等症状，经某医院诊断肝昏迷，抢救脱险。

检查：肝肋下4.5cm，血压110/56mmHg，谷丙转氨酶220U/L。经治疗症状缓解出院。

1个月后，因高热、昏迷、肝区疼痛、恶心、腹泻，再次入院。此后即常常反复发作，屡经中西医药治疗无效。于1972年发现脾肿大，伴有肝臭味，肝区疼痛，经确诊为早期肝硬化。于1972年10月来诊，脉大数有涩象，而色黧黑，舌边尖红有瘀斑，目黄，胁痛，岳老诊为病久入络，血瘀气滞而肝硬化。

以《金匮要略》大黄䗪虫丸，每日2丸，早、晚各服1丸，并用

《冷庐医话》化瘀汤，每日1剂。药后体力渐增，痛渐减，药病相符，遂依此法加减观察，共服䗪虫丸240丸，化瘀汤180剂。1年以后肝脾已不能扪及，肝功能化验正常，精神很好，恶心呕吐消失，纳佳食增，胁肋疼痛基本消失，至1974年4月，基本痊愈，恢复工作。

关于肝硬化和腹水的治疗，各家的治法大同小异，用药略有不同。无非是疏肝、理气、活血、散结、健脾、利水加补肾。但是治疗的结果临床效果却有不一样，其问题在哪里呢？我认为关键是有的医生缺乏定力，梦想快速治愈，急功近利。此病非一日所得，俗话所说，冰冻三尺非一日之寒，怎能幻想一日化解呢？所以治疗此病，一旦认准病证，确定病方，就要守方有恒，嘱患者坚持服药，功到自然成。这就是我治疗此病的最深体会，后人治之要三思。

 不拘一法治疗慢性荨麻疹

【病案83】韩某，女，60岁。患慢性荨麻疹多年，好好坏坏，一直未彻底治愈。近1周，突然荨麻疹全身遍起，红色斑疹满布，瘙痒无比，抓痕累累，夜不能眠，心烦易怒，舌红苔黄腻，脉象弦滑有力，便干，在医院治疗1周，病情不减，又吃某老中医药3剂，无效，反而加重，经人介绍改诊于我。我观前老中医方为消风散加减，药物偏热，明显药证不符，故而加重。此证明显为风热郁积体表，只宜辛凉解表，凉血散瘀。以犀角地黄汤合银翘散加减。

医话留香之病验心得

❧ 犀角地黄汤合银翘散加减 ❧

[组成] 水牛角（先煎）60g　　生地黄30g　　芍　药15g

牡丹皮12g　　连　翘30g　　金银花30g　　苦桔梗6g

薄　荷10g　　淡竹叶15g　　生甘草30g　　荆　芥10g

防　风 10g　　淡豆豉 10g　　牛蒡子 12g　　苦　参 30g

白鲜皮 50g　　紫　草 30g　　茜　草 15g

地肤子 15g　　枳　壳 12g　　地骨皮 30g

［用法］5 剂。水煎服，每日 3 次。

1 周后复诊。告知，吃 3 剂后痒轻，5 剂后发作减少，效不更方，又续服 7 剂，痒止疹退，基本痊愈。后以乌蛇止痒丸善后，嘱忌食辛辣海鲜 3 个月，以防复发。

此病治疗之所以较快，关键在于辨证准确，用方得当。犀角地黄汤清热凉血，散瘀退斑。银翘散辛凉透表，清热解毒。外加治皮肤专药，苦参、白鲜皮等。通过此案，应该注意一点，治病不要死守一法一方，要辨证处理，分清虚实寒热，分别不同施法用方，才能治起病来得心应手。

治疗白塞综合征一案反思

【病案 84】朱某，女，30 岁。甘肃省某三甲医院确诊贝赫切特综合征（白塞病），此人稍胖面白，发热心悸，天天吃激素消炎控制，口腔内大小溃疡五六处，外阴唇溃疡两三处，双膝关节疼痛，不想吃东西，胃胀，大小便基本正常。脉滑数，舌红苔腻。

患此病已五年，北京、上海等全国大地方看过多地，越来越重，被病折磨得痛不欲生。经同学介绍求诊我处中医。我先予老经验处之，断为中医湿热证，开出甘草泻心汤合升麻鳖甲汤，15 剂。半月后复诊，诸证未减，胃口更呆，又添欲呕一症，舌苔更厚，白如积雪。显然前方未对证。重新认真辨证，为甘露消毒丹证，舍病从证。

甘露消毒丹加减

[组成] 藿　香12g　佩　兰12g　砂　仁10g　石菖蒲15g
　　　　茵　陈30g　滑　石30g　通　草10g　黄　芩30g
　　　　连　翘45g　忍冬藤30g　浙贝母25g　射　干15g
　　　　薄　荷10g　草　果10g　苍　术20g　桂　枝15g
　　　　生薏苡仁45g　蚤　休25g　升　麻25g　鳖　甲15g
　　　　生甘草30g　党　参30g　白花蛇舌草30g
　　　　焦山楂、焦麦芽、焦神曲各12g

[用法] 7剂。水煎服，每日3次。

1周后再诊，胃口略开，诸证稍敛，效不更方。又开30剂（因患者在甘肃，家中又哺乳幼儿，故多开几剂，且此病是顽症，非一日之功可愈）。1个月后告之，已不发热，关节不痛，上下溃疡已减少，亦可以吃饭，患者大喜，看到希望，要求继续服药治疗。尔后停服激素又服此方60余剂，终获痊愈。

此病治疗主方是甘露消毒丹又加上升麻鳖甲汤，取效后一方坚持到底，终使此顽症痊愈。

反思此案治疗有两点要注意。一是不能犯经验主义，一见白塞病就光想到专病专方的思路上了，全忘了中医的辨证施治，故一诊后病未见减反而加重，好在迷途即返，重归中医辨证，以甘露消毒丹为是，随即渐入坦途。二是对于大病疑难重证，一旦认准，取得初效，即要守方，坚持时日，方能解决问题。该案即是如此，切忌来回辨证换方，此案服药近百剂就说明这个问题。

治疗下肢水肿要注重温补肾阳

【病案85】马某，男，66岁。最近二个月双腿逐渐水肿，先是从脚脖子开始慢慢向上发展至膝盖，手一摁一个坑，下肢沉重无力。经检查无心脏病、肝硬化、肾炎等疾病，脉弦细无力，舌淡苔白，小便利，余无他症。西医利尿药无效。辨证肾阳不足，阴水上泛。

真武汤合五苓散

[组成]　茯　苓 30g　　白　术 30g　　白　芍 15g

　　　　制附子 10g　　生　姜 10 片　猪　苓 15g

　　　　泽　泻 15g　　桂　枝 15g

[用法] 7 剂。水煎服。

1 周后复诊。前方治疗无效，再以济生肾气丸加减。

济生肾气丸加减

[组成]　肉　桂 10g　　制附子 10g　生地黄 30g　熟地黄 30g

　　　　山茱萸 30g　　山　药 30g　茯　苓 50g　泽　泻 70g

　　　　牡丹皮 10g　　怀牛膝 10g　车前子 30g

　　　　益母草 60g　　白茅根 60g

[用法] 7 剂。水煎服，每日 3 次。

　　　三诊，肿退至膝下，效不更方，前方再续 7 剂，肿退至胫部。又 2 周原方续服，水肿消尽。

此案一诊仅考虑见肿利水未注重病机，犯了和西医一样的错误，故无效。二诊起温阳补肾兼利水，很快就见效。桂附地黄温补肾气，从本入手是正治。益母草大量运用活血利尿，消退腿肿特效，我临床常用，但是要注意用大量，小量无效。此药对于高血压引起的水肿效果也很好，诸位同道不妨一试，一定令你满意的。

 ## 产后风致关节炎要分清虚实下药

【病案86】郝某，女，32岁。产后受风，双下肢关节疼痛不已，化验血沉风湿因子为阳性。医院诊断为风湿性关节炎。予以布洛芬治疗，当时吃了镇痛，过后仍犯，不除根，寻求中医治疗。时诊：人中等身高，虚胖面白，脉弦滑兼数，无力，舌红苔薄。言之生完孩子，未注意受了风寒，自此双腿关节疼痛难忍，察双关节怕风不肿，饮食二便尚可。血虚受风，郁久化热。

处 方

[组成] 水牛角（先煎）30g　　生地黄60g　　牡丹皮12g
　　　　赤　芍 30g　忍冬藤 30g　　海风藤 30g　　石楠藤 30g
　　　　生黄芪 150g　当　归 30g　　首乌藤 30g
　　　　生甘草 30g　徐长青 30g　　淫羊藿 30g

[用法] 7剂。水煎服，每日3次。

1周后复诊，双腿关节已不痛了，效不更方，继服5剂，痊愈。

此案此较简单，时间又不长，治疗及时得法，故见效较快。该案中当归补血汤补血，犀角、地黄活血凉血，淫羊藿、赤芍扶正通痹，四藤通络祛湿，活血解毒，徐长青祛风湿止顽痛之专药也。除了配方合理全面外，有两点值得提出：一是黄芪要大量，气行血行，此为四神煎用法；二是生地黄要大量，姜春华老中医善重用此药治热痹，此处乃学之。临床效如桴鼓，诸位不妨一用。

牛皮癣顽症小方也能治好

【病案87】窦某，女，70岁。近1个月来，常觉得后项部瘙痒不断，因在项部自己看不到，以为是过敏或湿疹，到医院诊治为银屑病，予以派瑞松外涂，仍然瘙痒不绝，求诊于我处。

观察项部基底泛红，约有一硬币之厚，上敷一层银屑，宽约6cm，长约20cm以上，典型的银屑病。我说，好治，10日解决问题。老妇惊讶，露出不可相信之神情说，时间长了，人家都说不好治，你怎么说得这么轻松。笑曰：治之不得法，百治不愈；得法易耳！我有一方君用之必效。

处 方

[组成] 生半夏15g　斑　蝥5g

[用法] 用200ml高度白酒浸泡上2味药1周，
外涂患处，每日3～4次，即可。切
记不可涂到好肉上。

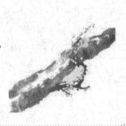

老妇持药半信半疑而去。半月后该妇满面笑容而来，低下脖子叫我看，原银屑病云消雾散，皮肤光洁如初。言曰：无以感谢，送上两盒碧螺春请笑纳。

此方我治局部性银屑病，头癣之类，屡用屡验，《杏林薪传》中亦有记载，诸位不可轻之，方小效宏，民间良方也。

手足皲裂从内治是良法

【病案88】王某，女，30岁。手足干裂一年有余，多处求医，外涂各种药膏，内服诸多维生素及养血之品，无效。时诊：手虎口一侧干裂渗血，见水后更是疼痛难忍。面色苍白，月经偏少，血色素低，伴有心悸多梦，乏困腰酸，舌淡苔薄白，脉弦细无力。余无他症。辨为心血营亏，气血不足。

人参归脾汤（丸）

[组成] 白　术15g　　人　参10g　　黄　芪30g　　当　归10g
　　　　甘　草10g　　茯　苓15g　　远　志10g
　　　　酸枣仁15g　　木　香10g　　龙眼肉15g
　　　　生　姜6片　　大　枣6枚

[用法] 水煎服，或作丸服。

服1个月量后，效果不大，仅心悸多梦略有改善。手干裂渗血无大变化。后处外用方，桃仁板油膏，用后稍有改善，好好停停，总是不能治愈。

再诊时，我思之良久改方：补肾强精胶囊，50日量。吃完后，双手裂处光滑湿润，月经量亦正常。该女高兴地溢于言表，逢人便说还是中医好，长久顽疾一扫光。

补肾精胶囊

[组成] 紫河车60g　　西洋参60g　　生黄芪60g　　当归粉120g

医话留香之病验心得

阿　胶 30g　龟甲胶 30g　鹿角胶 30g

鹿　茸 12g　鸡内金 30g　菟丝子 60g

［用法］上药打粉装胶囊，每日 3 次，每次
　　　6 粒。

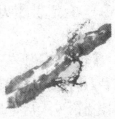

此案无特别评说处，辨证无误，前药不效，后药而愈，病重药轻耳！

 ## 老人感冒要注意扶正祛邪

【病案89】成某，女，77 岁。2011 年 12 月 25 日诊，自诉 1 周前受凉感冒，小有发热发冷，吃了些感冒药好转，近几天无其他大症状，但是总是怕冷无力，伴有心悸，尤其是半夜更是厉害。有糖尿病、高血压、肺心病等，人稍白胖，脸略胀。察舌淡苔薄白，脉滑略数，动则气喘，饮食尚可，二便不利。患者要求首先解决憎寒怕冷一症。辨证为正气不足，余邪未尽。鉴于患者年事已高，不愿服汤药，嘱以高丽参 30g 煎水常饮，送服复方阿司匹林片，每次 1 片，每日 3 次。1 日后冷感减少，3 日后冷感消除，停服复方阿司匹林片，续服 1 周痊愈。

感冒一证临床很常见，但是处理起来并不是很容易，尤其是老人和小孩及久病之人。在治疗上一定要分清虚实寒热，辨证施治，不宜一方到底，一律一方。此案因是老人，又是久病之人，明显的正气不足，怕冷恶寒，说明两点，一是阳气虚，二是受寒。古人云：有一分恶寒，便有一分表证。故用复方阿司匹林片解表祛寒，人参扶正。此案亦可用麻黄附子细辛汤治疗，因患者不愿服汤药，所以才变通处理。此点不可不知。

糖尿病足溃疡要攻补兼施

【病案90】申氏，女，72岁。患高血压、冠心病、糖尿病多年，现经常头晕，胸闷，心悸，舌微红，苔白略腻，脉滑数有力，左脚面有一处溃疡，脚踝上有二处溃疡，大小如铜钱大，已三四年，用过各种外用药均无法愈合，流脓腥臭。整个小腿及脚面全部褐紫色不褪亦有三四年之久。

❦ 处 方 ❦

[组成] 白蒺藜30g　钩　藤30g　菊　花30g　茺蔚子30g

生黄芪30g　当　归60g　赤　芍30g　玄　参30g

金银花30g　忍冬藤30g　怀牛膝30g

石　斛30g　生甘草30g　地骨皮50g

苦　参10g　制龟甲15g

[用法] 7剂。水煎服，每日3次。

1周后血压下降，头已不晕，胸闷心悸好转，溃疡无大变化，但已不流脓水了。效不更方，续服7剂。

三诊时，血压正常，脚面的一个溃疡已开始收敛愈合。上方去白蒺藜、钩藤、菊花、茺蔚子，又服10剂。脚面处溃疡痊愈，脚踝上两处溃疡收敛缩小，小腿及脚面褐紫色逐渐褪去成为斑马色，继续用药1个月，几年未愈溃疡全部愈合，腿部颜色基本恢复正常，后以上方加工成水丸常服，未再复发。

糖尿病患者后期严重者常引起下肢脉管炎，进而溃疡，伤口长期不愈合，此方（生黄芪30～150g，当归30～60g，玄参30g，金银花30g，忍冬藤30g，怀牛膝30g，石斛30g，赤芍30g，生甘草30g，

医话留香之病验心得

全竭10g，蜈蚣2条。主治：脱疽，脉管炎，糖尿病足溃疡。功效：补气活血，清热解毒，托表生肌）有显著治疗作用。该方集当归补血汤、四妙勇安汤、四味健步汤于一体，补气活血，清热解毒，托表生肌，临床效果特好，我屡用屡验，几无失手。其中黄芪随气虚程度可大可小，当归随血虚状况亦可相机调整。久病不愈加全蝎蜈蚣搜风剔毒扶正通络，不可轻之。

慢性复发性口腔溃疡治疗的体会

慢性复发性口腔溃疡是临床常见病和多发病，以口腔黏膜反复溃疡、疼痛为主要临床表现，中医称为"口疮"或"口疳"。本病病程漫长，反复难愈，患者痛苦，病情顽固，治疗起来颇为不易。我临床多年，对此病研究探讨长久，终于摸索出来一个方子，治疗起来颇为顺手，疗效在90%以上。

❧ 处 方 ❧

[组成]　甘　草10g　黄　连10g　黄　柏10g
　　　　胡黄连10g　苍　术15g　干　姜15g
　　　　肉　桂10g　太子参30g　制附子10g
　　　　鸡内金15g　砂　仁10g　制龟甲15g
[用法]　水煎服。

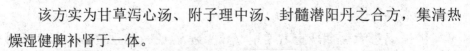

该方实为甘草泻心汤、附子理中汤、封髓潜阳丹之合方，集清热燥湿健脾补肾于一体。

根据中医学"心开窍于舌""脾开窍于口"，脾之经脉"连舌本，散舌下"的理论，本病的发生与心、脾二脏相关最甚。病因多与火热湿有关，且久病之后又有伤肾阴之虞。可以说是虚实夹杂，寒热并存。

该证多由于口腔不洁，复感受邪毒，使脾胃蕴结热毒，或由于脾虚失运，湿阻中焦，又常服辛辣醇酒、膏粱炙煿之品，湿聚化热，热盛化火，火热循经上蒸所致。且由于久治不愈或劳损过度，真阴受损，不能上济于心，进一步导致心火上炎。

病机表现为实中有虚，虚中有实，寒热夹杂。

故在辨证治疗上要考虑全面，既要清热燥湿，又要温阳滋阴。甘草泻心汤是治疗湿热交织的名方，也是治疗黏膜疾病的专方，口腔内是黏膜、胃内亦有黏膜、女性阴道宫颈也是黏膜，这类疾病仲景先圣均用此方，我临床也常用，如狐惑病、胃脘痞证等，很有效果。湿热之所以产生，脾虚是根本，所以又选附子理中汤，健脾燥湿。久病伤阴，封髓潜阳丹是正治。该方在运用中有几味药特别要注意，非用不可，也算是我的秘密，现也公开给大家，希望有志于发扬中医者记住。

先说苍术。该药健脾燥湿，力量强大，且现代药理研究苍术含有大量 B 族维生素，中西合璧，正是治疗口腔黏膜的要药。且不可以白术代替。

川黄连泻火解毒，清热燥湿，治疳热之良药。胡黄连助黄连燥脾湿、清火热，两药相辅相成，缺一不可。

肉桂，味辛甘，性大热。归肾、脾、心、肝四经。此药为纯阳之品，善补命门之火，又能引火归元。治疗复发性口疮配伍肉桂，旨在引火归元，剂量宜小，通常入煎剂用 6～10g，冲服粉剂用 0.6～1.5g。不要忘记。

鸡内金，消积滞，健脾胃。治食积胀满，呕吐反胃，泻痢，疳积，消渴，遗溺，喉痹乳蛾，牙疳口疮。《陆川本草》：生肌收口。治消化性溃疡、口腔溃疡，在辨证的基础上加鸡内金，其效更验。尤其是对复发性口疮和兼夹消化不良及有脾胃症状者，更为适宜。其机制可能是因口疮而使咀嚼困难，以致食物难于消化和影响脾胃功能而造成脾胃更虚，使胃浊熏蒸口腔。所以，鸡内金具有磨谷助消化之功能，故达健脾胃、疗口疮之作用。不可少此药。

龟甲滋阴补肾，引火归元。已故名老中医邹云翔最善用此药治疗口腔溃疡病，其导龙归海汤就是代表，我借以用来，效果非凡，治此类病不能舍此药。不要因其贵而不用。切记。

先举一例示之。

【病案91】刘某，女，65岁，口腔溃疡病反复发作10余年，每隔1周即犯。痛苦无比，无法饮食，痛不欲生。

此人舌体两侧溃疡3～4处，两颊2～3处溃疡，红底白头，舌红苔腻，脉寸关弦滑，左尺不足，饮食不便，二便尚可，余无他疾。迫切要求治疗口腔溃疡一症。辨证湿热蕴积，火热伤阴，

处 方

[组成] 苍　术 30g　　生甘草 30g　　黄　连 15g　　胡黄连 15g
　　　　鸡内金 15g　　半　夏 12g　　太子参 15g　　干　姜 10g
　　　　徐长青 30g　　肉　桂 6g　　制附子 6g
　　　　黄　柏 30g　　砂　仁 6g　　制龟甲 20g
　　　　蒲公英 30g　　生蒲黄 30g

[用法] 5剂。水煎服，每日3次。

1周后，复诊，口腔溃疡痊愈，患者十分惊讶，说看了大半辈子，没有这么快的速度，真乃神方。我一笑了之。效不更方，又10剂，彻底治愈。又以附子理中丸和六味地黄丸交替服用3个月善后，未再复发。

痛经辨证治疗的体会

　　妇女独特的疾病主要分布在经、带、胎、产方面，其中痛经是一个很常见的病症，在治疗上西医分为原发性痛经和继发性痛经。原发性痛经是指生殖器官无器质性病变的痛经，也称功能性痛经，多发生于月经初潮不久的未婚或未孕年轻妇女；继发性痛经则指生殖器官有器质性病变，如子宫内膜异位症、慢性盆腔炎、宫颈粘连性狭窄等引起的痛经，多发生于生育期妇女。

　　中医方面，中医学将痛经亦称"血痔"，又名"月水来腹痛""经行腹痛""经期腹痛""经痛"等。本病最早记载于张仲景《金匮要略》："带下经水不利，少腹满痛……"，至隋《诸病源候论》，对本病的病因又有了进一步的认识。书中曰："妇人月水来腹痛者，由劳伤气血以致体虚，受风冷之气客于胞络，损伤冲任之脉。"可见周期性小腹疼痛是本病的主要临床表现。

　　目前中医治疗本病主要是分型治疗，诸如气滞血瘀、寒凝胞宫、湿热蕴结、肝肾亏虚、气血虚弱等，均有较好的疗效，但此病病因复杂，容易反复。用上述方法很不好掌握，且分型繁杂。经过多年实践，我在临床上，觉得可以化繁为简，抓住虚实寒热四个字就行。治疗大多数一般性的痛经足够了，且简单易行。施治主要是两个方子：平时调理以温经汤为主；经前经期调理以桂枝茯苓丸合当归芍药散再加失笑散。

　　桂枝茯苓丸和当归芍药散是医圣张仲景治疗妇人少腹疼痛和癥瘕的效方。

　　桂枝茯苓丸由桂枝、茯苓、牡丹皮、桃仁、芍药五味药组成。是祛瘀化癥之剂，仲景用来治疗妊娠腹中癥块所致之经血漏下不止。

　　当归芍药散由当归、芍药、川芎、茯苓、白术、泽泻六味药组成。仲景用来治"妇人腹中诸疾痛"，是治疗痛经肝郁脾虚、血滞湿郁的代表方剂。

《三因极一病证方论》曰："当归芍药散治妊娠腹中绞痛，心下急痛，及产后血晕，内虚气乏，崩中久痢，常服之，则通畅血脉，痈疡不生，消痰养胃，明目生津。"

山西已故名医赵明锐在临床上反复试验，此二方中不论单用哪一个方剂，所治妇女月经、妊娠等病证，都有一定的疗效，但也都有一定的局限性，不如将两个方剂合并起来使用，疗效既高，治疗范围又广泛。以此复方可以疗由寒凝血滞湿阻血行所引起的多种妇科病证。

桂枝茯苓丸与当归芍药散合用，药效更为完整。方中以桂枝温阳通血脉，桃仁、牡丹皮活血化瘀，当归活血养血，川芎理气行血，白芍调营养阴，上药合用可活血化瘀，疏通血脉；茯苓、泽泻能利水渗湿，白术补脾助中气。本方泻中寓补，活化血瘀而不伤正。

事实确实如此，我早年在临床也感觉单用某一方，总是显得单薄，不如合二为一，效果更好。在治痛经时我喜欢再加入失笑散更为周全（药物组成：蒲黄、五灵脂。功效：活血祛瘀，散结镇痛）。以这个混合方为主，治疗痛经寒者加艾叶、小茴香，热者加牡丹皮、栀子，气滞者加乌药、香附，血实者加红藤、鸡血藤，虚者加菟丝子、鹿角霜、阿胶等，基本上治疗痛经一症就差不多了。下面引用一则医话和我的病案以说明之。

【病案92】北京名医张炳厚回忆，妇科经行腹痛，临床最为多见，病因病机复杂，施治甚为棘手，往往效不从心，遂请教于刘渡舟老师。师曰："欲治此病，先明其理，把握其证。头绪虽繁，而关键在于明辨虚实。大致经前腹痛为实，经后腹痛为虚，但以实证为多见，无非气滞血瘀耳。而气滞者必胀，血瘀则痛甚，先胀后痛乃气滞其血，先痛后胀为血凝碍气，不可不细辨之。前者宜用'加味乌药散'（乌药，砂仁，木香，延胡索，香附，槟榔，甘草。主治经前腹痛偏腹胀者，为气滞所致）后者宜用本事方'琥珀散'（三棱，莪术，赤芍，当归，刘寄奴，牡丹皮，熟地黄，官桂，乌药，延胡索。主治经前腹痛，痛过于胀者，为血瘀凝结不行所致）。两方皆出《医宗金鉴·妇科心法要

158

诀》。余验证多年，其效甚优，汝可一试。"

笔者聆听教导，茅塞顿开，如获至宝，连夜攻读，以待临证一用。

翌日恰遇一青年妇女，症见月经愆期，色紫有块，腹痛甚于胀，舌边有紫斑，苔薄白，脉弦细，即以血凝碍气断之，投以本事琥珀散3剂，以为药证合拍，必捷效。不料治与愿违。

翌晨，患者持药来找，言药后腹痛反剧，彻夜未眠。吾迷惑不解，乃请刘老会诊。诊毕，刘老见我套用"琥珀散"视我而笑："不闻明代杜士燮有这样两句话：持以索貌者不能得其腠理，而按方以索病者不能神其变通。汝犯此弊也！汝只知其痛多为气滞血瘀，不知尚有寒热之辨。此人六脉沉迟，腹痛且凉，痛时须热水袋敷之为快，故虽为血瘀气滞，而起因在寒，故须温经散寒为主，活血行气佐之可也。汝用'琥珀散'，亦非绝对不可，但必须加入温热药，方有建树。"

遂于原方去生地黄，加肉桂6g，干姜、附子各10g。嘱患者立即煎服，且忌生冷，避寒凉，药后定来复诊，以观其效。

患者服后曰："药后血块顿时大减，腹胀痛瘥。"吾询问："汝既往是否仅在经初有血块，腹痛？"答曰："既往腹痛，血块贯于始终，且痛势递增。可见，效属药功，唯经期腹痛递增，冥思费解。"又求教吾师，师曰："血愈去，阳愈虚，寒愈甚，血凝固也。"闻后，心悦诚服。

【病案93】 藏某，女，22岁，某重点大学在校生，患痛经多年，其母为西医生，为此，携其看遍本市著名西医妇科，各种镇痛药用遍，还是治愈不了。又寻访老中医治疗亦不效，所服方药不详，经人介绍求治于吾。

此人中等偏上身材，面白稍胖，舌诊质淡苔薄白，脉浮大无力，尺尤显不足。自述，每次来月经都是痛得死去活来，抱腹号啕，恨不得跳楼一死了之。经血少，略黑，平时爱吃冰激凌，饮食二便正常。辨证为子宫虚寒。月经净后开始服温经汤加鹿角霜、淫羊藿，月经前1周开始服下列方子。

❧❧ 处 方 ❧❧

[组成] 桂　枝 15g　肉　桂 10g　茯　苓 12g　桃　仁 12g

　　　　牡丹皮 10g　赤　芍 15g　当　归 15g　川　芎 12g

　　　　泽　泻 18g　白　术 12g　艾　叶 15g　小茴香 10g

　　　　干　姜 10g　蒲　黄 15g　五灵脂 15g

　　　　鸡血藤 30g　吴茱萸 10g

　　　　生　姜 10 片　红　糖 30g

[用法] 水煎，服至经净。

　　来经当天加服独一味胶囊。服后第 1 个月，月经来时，腹痛大减，已能忍受，女孩高兴不已。第 2 个月，再来月经已不痛了。第 3 个月归于正常，痊愈。停服上述之药，以成药坤宝丸善后，追访未再复发。

　　按：此案即是根据上述认识来治疗的，平时治本，温经汤；痛时治标，桂枝茯苓丸合当归芍药散加失笑散，再结合病机，虚实寒热加减用药，治疗痛经一般是不困难的。关键在于把住主方，万变不离其宗，灵活加减，治病易耳！

 ## 关于脱发辨证治疗的认识

　　爱美之心，人人皆有，尤其是人体之首上的秀发，更是显示人们美貌的重要部位。一个女性，一头乌黑发亮、飘洒俊逸的头发，可以把她打扮得亮亮丽丽，走到街上足以吸引众多眼球回眸一视。然而事实上却是美中不足，总有个别人，尤其是青年女性不知什么原因，造成了慢性脱发，本来一头秀美的青丝，却逐渐脱落，露出头皮，而致心情郁闷，万分焦急。寻找西医无有良法，转投中医，可惜很多中医又不善治疗此证。对此，我临床多年，留心此病，且小有研究，治疗了很多脱发患者，也总结出了一些有效的方法，现在谈谈自己的认识。

临床脱发一症，大致可分为两种类型，一为头发突然脱落，常在一宿之间，成片成块掉落，脱发处头皮光亮如镜，不留发根，古称油风，俗名鬼剃头，现称斑秃。一为头发逐渐稀落，尤以头顶为甚，日久形成秃顶。其原因是多方面的。如长期的心理压力、未治愈的感染或不正确的饮食结构，也可能是某些疾病或先天性疾病所致。中医多责之于肝肾两虚、血虚风燥、湿热内蕴、瘀阻经脉等病因。但发失濡养为其共同病机。

在治疗上，我主要分为虚实两类。"虚则补之，实则泻之"是其大的原则。

虚的，一般为肝肾阴虚，精不上承；或气血不足，血不荣发，用方药主要是麻仁丸、二至丸、首乌延寿丹、七宝美髯丹、桃红四物汤等，填补精血，疏通发根，滋养头发，促进发生。这个方法一般稍有经验的临床大夫都会用，我也有一个有效的专方叫"乌发丸"。

乌发丸

[组成] 黑芝麻 15g　　霜桑叶 30g　　西洋参 30g　　制首乌 150g
　　　　桑　椹 30g　　墨旱莲 30g　　女贞子 5g　　 生地黄 30g
　　　　金银花 30g　　菟丝子 30g　　杜　仲 30g　　金樱子 15g
　　　　豨莶草 30g　　侧柏叶 30g　　黄　精 30g　　赭　石 30g
　　　　怀牛膝 15g　　桃　仁 15g　　红　花 15g
[用法] 制成蜜丸，每丸 9g，每日 3 次，每次
　　　　1 丸。3 个月为 1 个疗程。

这方子我就不多谈了，但要强调的是，很多医生把这一补法作为治疗脱发的唯一方法，不分寒热虚实，一概都用滋补，结果是虚者蒙对了，实者却越补越实，湿火越补越旺，脱发未止住，反而掉得更多，

犯了中医上的实实之戒。

　　临床上实际有相当多的患者并不是虚证而是实证，尤其是年轻人和脂溢性脱发者。这类患者不能用滋补的办法，只能用清热利湿，疏通经络的办法。此类患者并不缺乏营养，而是营养过剩，阻塞毛囊，造成脱发。观此类患者大多头皮油渍较多，一摸满手指都是油，头发油黑锃亮，舌红苔腻，脉象滑实，能吃能喝，荤腥不忌，精力旺盛，看不出一点虚象。治疗此类脱发患者千万不能用补法补药，只能清热利湿、疏通毛囊。方药一般取龙胆泻肝汤和三黄泻心汤加减。下面举两例示之。

　　【病案94】 摘自《刘渡舟运用三黄泻心汤验案》。

　　余某，男，42岁，患脂溢性脱发。每晨起则枕巾落发成片，头顶片片成秃。经人介绍，前来诊治，余问曰：头皮痒否？曰：甚痒。问：头皮溢出脂液为何味？曰：以指甲揩而嗅之，有臭味。切其脉数，视其舌红绛。乃命侍诊学生书三黄泻心汤予服。（大黄黄连泻心汤方：大黄二两，黄连一两。上二味，以麻沸汤二升渍之，须臾绞去滓，分温再服。三黄泻心汤，由大黄、黄连、黄芩三味药所组成，为商朝伊尹所创。方子传到东汉末年，又为张仲景编写的《伤寒杂病论》所收。但是仲景用的是大黄、黄连，而缺少黄芩，所以称之为"大黄黄连泻心汤"。宋林亿等校医书时，认为本方当有黄芩，系属脱落之误。）

　　学生不解余意，问三黄泻心汤如何能治脱发？余曰：发为血余，而主于心。其人头皮甚痒，为心有火之象。皮脂有臭味，亦为火臭寒腥之义。且脉数舌绛，非心火旺而何？心主血脉，今心火及血，则血热而不荣于毛发；发脆则脱，液多则痒，此乃头痒发脱之所因。余用三黄泻心汤泻其心火，凉其血液，坚其毛发，肃其脂液，服药后其发必不脱矣。患者果服药3剂，大便作泻，小便黄如柏汁，从此头痒止，发不落而病愈。

　　【病案95】 邢某，女，22岁，西安某大学研究生。2008年9月初诊。

诉说最近一段时间突然发现头发逐渐脱落，以头顶部较显著，梳头、洗头或搔头皮时脱发更甚，病损部位发根较松，很易拔出。平素爱吃荤食，尤其爱吃肯德基食品，口苦口干，晨起口黏，小便短赤，有时伴热感，舌质偏淡，舌苔黄厚腻，脉象滑实。

曾服益气养血、滋补肝肾、养血祛风以及胱氨酸、维生素类等中西药物，局部涂生姜等均未见明显效果。近日忧心忡忡，精神压力和心理负担增大，生怕头发掉光。外观头顶部毛发已为稀疏，病损处皮肤光亮，发根疏松，易将毛发拔出，其余头发乌黑油渍。

辨证为肝经湿热，循经上扰巅顶，经络气血瘀滞，毛发失养。治以清肝利湿泄热。

龙胆泻肝汤加减

[组成] 龙胆草15g 生栀子12g 黄芩10g 生地黄12g
车前草15g 泽泻15g 木通10g 生甘草6g
当归10g 柴胡24g 赤小豆15g
牡丹皮12g 侧柏叶30g 豨莶草30g
生首乌30g

[用法] 10剂。水煎服，每日3次。

二诊时，患者服上药后舌苔黄腻已除，脉象滑实转为细软，食减，口已不苦不干，小便已清，病损区已布满短嫩发，梳头时已极少脱发，拟改用参苓白术散善后。后追踪随访，疗效巩固，未再出现脱发。

上述两案，一是已故名医大家刘渡舟的经典医案，一是本人治疗众多脱发中一医案，均从辨证入手，针对病机，断为实证，不落俗套，清热、利湿、活血、疏通于一体，故收速效。在此，再次强调治疗脱发一证时，一定要辨证，分清虚实寒热，该清则清，该补则补，千万不要一味蛮补，一根筋。中医辨证是根本，切记，切记。

 治疗哮喘病的方法谈

呼吸系统的难治之病之一就是哮喘，此病西医急性期治疗较快，平喘解痉加激素，但仅治标不治本。尤其是一些老慢支、肺气肿、肺心病等引起的哮喘更是难治，一般中医都是退避三舍。我早年治疗此病也无良法，仅会用麻黄汤、射干麻黄汤、三子降气汤、小青龙汤之类，治愈缓解病症疗效参半。后经学习了胡希恕老中医的经验，心中豁然一亮，明白了其中的道理，以此为法，疗效大幅提高。

临床上我将胡老治疗哮喘的方法分为两个方面。一是以痰为主；一是以瘀为主。以痰为主，见证为喘兼痰；以瘀为主，见证为喘而无痰，二纲分析，执简驭繁。凡见哮喘，兼见胸闷，咳嗽，有痰。在分清寒热的基础上，或温散痰饮，宣肺平喘，小青龙汤、射干麻黄汤解之；或清热化痰，平喘解痉，麻杏石甘汤、瓜蒌薤白加石膏汤解之，无有不效。凡见哮喘无痰，兼见胸闷、咽干口渴，大便秘结，一律从血瘀治之，或选大柴胡汤加桂枝茯苓丸；或选大柴胡汤加桃仁承气汤；或选血府逐瘀汤治之，收效颇速。一为痰，一为瘀，确实简捷明了，验之临床不虚也。关于这其中的道理胡老阐述甚明，我不再赘言。现举治验二例示之。

【病案96】成某，女，75岁。三十多年的慢性气管炎，哮喘，肺气肿心脏病兼高血压糖尿病。2009年12月，外出受寒感冒，先是流清涕，头痛，怕冷，咳嗽。在西医门诊打针吃药（具体药物不详，仅知是较好的抗生素和抗病毒药），不见减轻，继而清涕变稠，咳嗽加喘，胸闷气短，痰多脓稠，全身乏困，舌淡苔白，脉滑实，饮食二便尚可。辨为外感寒邪，内蕴痰饮。以小青龙汤加减。

小青龙汤加减

[组成] 桂　枝 15g　　麻　黄 15g　　干　姜 10g

白　芍 30g　　桔　梗 12g　　甘　草 10g

姜半夏 30g　　五味子 12g　　党　参 50g

细　辛 12g　　紫　菀 12g

款冬花 12g

[用法] 3剂。水煎服，每日3次。

服1剂咳喘止，3剂正常。后以补金片善后。

【病案97】李某，男，56岁，部队后勤干部。最近二三年，患有心情烦躁，头痛，咽干，高血压，记忆力下降，每日下午总有一阵胸闷气憋，哮喘上不来气，无咳嗽痰饮。舌红苔腻，脉弦滑实。西医认为是抑郁症哮喘，经予镇静药和喘舒灵，一直未获得治愈，而且越犯越勤，曾到北京、上海等地求治于多名中西医专家，亦无效。后经人介绍，找到我要求治疗。我认为是血瘀兼痰热。

大柴胡汤合桂枝茯苓丸与黄连温胆汤

[组成] 柴　胡 30g　黄　芩 30g　半　夏 30g　枳　实 15g
　　　　白　芍 30g　熟大黄 30g　桂　枝 10g　茯　苓 15g
　　　　牡丹皮 12g　桃　仁 12g　陈　皮 15g
　　　　黄　连 10g　瓜　蒌 45g
　　　　薤　白 15g　生甘草 10g

[用法] 7剂。水煎服，每日3次。

　　二诊诸证见轻，哮喘消失，效不更方，又以上方加减30余剂，病愈。

　　按：上述两案是我治疗众多哮喘病中的验案，举例具有选择性，一为有痰治法；一为无痰治法，谨遵胡老大法原则，故取速效。在此要说明的，对于长期慢性哮喘病在治住标证后，要从本治之，才能以绝复发，此点不可不注意。关于善后从本治疗我以后另有论述。另：在治疗哮喘一证时，除了遵守大法外，还要见证加减，灵活处置，不可拘泥死规，这一点也不多说了，慧者自悟。

 ## 谈谈失眠治疗的几种思考

　　失眠一证临床很常见，小小一证要不了人命，但是有时却把人折

临证传奇·叁　留香阁医话集

磨得痛不欲生。人急了往往会找几片地西泮一吃了事，也能解决一时问题，然而对于长期失眠者，治疗起来确非容易，中西医亦然。临床几十年，经过不断地探索实践，总算找到了一些有效的方药和治疗思路，现简单谈一谈。

在治疗失眠证时，我一般分两种思路处理：一种是用具有安神镇静的药物，诸如半夏、枣仁、黄精、五味子、首乌藤、合欢皮、珍珠母；一种是针对病因治疗，釜底抽薪，不用安神镇静的药物。两种方法针对不同情况，分别施用，基本上能把失眠证解决个八九不离十。

先说用安神镇静方药的运用，这是大家都很熟悉的常规方法，一般中医都会用。我自己的体会和认识是两点，一是重用安神镇静药，如半夏 80～90g，枣仁 60～100g，黄精 30～50g，五味子 15～30g，首乌藤 60～100g，珍珠母 30～60g 等，非此量不足以起速效。二是选好是证方子，并把上述安神镇静之药加进去就行了。如舌苔厚腻，脾胃不和，用半夏秫米汤合温胆汤，兼热合竹茹温胆汤；心肾不交，舌红心烦，黄连阿胶汤加五味子；血虚神惊，酸枣仁汤加首乌藤；气虚乏困，四君子汤加黄精；肝郁不寐，逍遥散加珍珠母等。

一句话先识对证，选好方，加重有专长的安神镇静药，有的放矢，箭发即效；不要一股脑都是酸枣仁、首乌藤、合欢皮的，乱发一气。不分证，不讲究药的特长，用再大的量也是无效和枉然的。常看我的文章的读者，已经熟悉了我擅用半夏和首乌藤治失眠了，在此我不举这方面的例子了。现举一例用黄精的案例以示之。

【病案98】患者，男，三十七八岁，宁夏人，来西安的打工人员。经长途跋涉，几天未合眼，心烦急躁，疲倦至极，双目血丝满布。求诊，尽快用药让他睡几天。我观别无他症，仅疲乏过度，神无法安静。

四君子汤加减

[组成] 北沙参50g　茯　神50g　白　术12g　黄　精50g
　　　　五味子10g　甘　草6g　　大　枣6枚

[用法] 3剂。水煎服。下午5点起服第一次，量
　　　　为药的1/3，晚上9时服第二次，量为药
　　　　的2/3，后热水洗脚上床睡觉。

　　3日后复诊。述之：按先生要求服药当晚就睡着了，一觉就到了第二天上午9时，起来后，已不疲乏，精神也为之安静。我随即告之，不用再服药了，注意劳逸结合就行了。

　　此类失眠我临床一般都是针对不同证情，选好方子，加重有效安神之药即能收覆杯之效。此案重点在于用了黄精，稍佐五味子。

　　治疗失眠不用安神镇静的方药，针对病因，釜底抽薪，达到阴阳平衡。这也是一种很好的方法，如：荣卫不和的桂枝汤证之失眠、阳明热盛的承气汤之失眠，心血不足的归脾汤之失眠、更年期综合征之失眠等，只要是证清，首先就针对病因，直接用是证之方，就可以收到不用安神镇静之药而达到神安熟睡。这方面的验案很多，我也常用。再举几例示之。

　　【病案99】摘自《姜春华中医学术思想研究及临床经验选粹》。

　　战某，男，38岁。1982年3月4日初诊。连续失眠十余日，彻夜不寐，服大量安眠药无用，痛苦不堪。面红目赤，大便不通多日，舌苔黄厚，脉大。

大承气汤

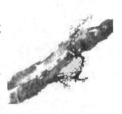

[组成] 大　黄9g　　芒　硝6g　　枳　实6g
　　　　厚　朴9g

[用法] 水煎服。

仅服1剂，腑通，当夜酣然入眠。

姜老按：此属胃家实，腑浊上攻于心，心神受扰而不宁，故不眠。如用安神镇静之品，是治标而遗其本，服大量安眠药无效即是明证。法当去胃腑之实，实祛浊除，心神得宁，自然安寐。

【病案100】摘自《姜春华中医学术思想研究及临床经验选粹》。

韩某，女，35岁。1974年3月15日初诊。失眠已3个月以上，烦躁难入眠（每天最多睡约2h），心悸不安，白昼头昏，昏然思睡，舌尖红，脉细弦。

黄连阿胶汤合交泰丸加减

[组成] 黄　连3g　　肉　桂1.5g　　阿　胶（烊化）9g
　　　　白　芍9g　　生地黄9g

[用法] 7剂。水煎服。

服药后睡眠显著改善，续方7剂治愈。

姜老按：本案失眠属于心火上炎，肾阴亏损，心肾不交所致。以黄连泻心火为主药，配阿胶、白芍、生地黄之类滋养肾阴，以肉桂温肾阳，引火归元，是为"交通心肾"治法。

【病案 101】摘自《临证拾录》。

余曾治一失眠症，通宵不寐，常自汗出，历服天王补心丹、养血安神片、酸枣仁汤罔效。余用桂枝汤治之，汗止而寤寐如常。学生奇而问之："如之奈何？师不用一安眠药而能获如此神效。"答曰："营卫不和，卫不入于营，故不寐。今服桂枝汤则营卫和，故汗之而能寐也。"

一教师苦患失眠症，曾服西药地西泮、艾司唑仑，又服中成药朱砂安神丸、养血安神片皆无效果。一日，前来我科就诊，告知月余来，夜夜不得安睡，有时困倦至极，目不能睁，亦难入睡，心中懊恼，辗转反侧，直至天将拂晓，方能略睡片刻，故终日浑浑噩噩，苦不堪言。余诊其脉，其脉滑；望其舌，舌苔厚；问其饮食，食不减，且时有反酸嗳腐。乃投保和丸加大黄、栀子治之。翌日，患者来告："昨夜服药后，腹中微痛，便泄一次，便沉沉入梦乡。今晨觉醒，已时过8点，只觉神清气爽，好不惬意！"学生于侧相问："老师所用之药皆消积导滞，治失眠何以此奇？"答曰："经言胃不和则卧不安即此。今患者新病体健食佳，但脉滑苔厚，反酸嗳腐，乃胃中有积食矣。保和丸加大黄能消积导滞，栀子清胃中积热而除烦。故积去热除，而能寐也。"

【病案 102】患者，女，51岁。心烦易怒，失眠多梦，烘热潮汗，高血压，舌瘦微红，苔薄，脉弦细，尺沉弱。饮食二便基本正常。近几天，睡眠困难，每天2～3h，而且噩梦不断。要求先解决睡觉问题。对此，我辨为肝肾阴虚，虚阳上亢，西医诊为更年期综合征。

二仙汤合二至丸、甘麦大枣汤、百合生地黄汤

[组成] 淫羊藿12g　仙茅10g　巴戟天10g　黄柏30g
知母30g　当归10g　女贞子10g　墨旱莲12g

3 日后复诊告之，已能入睡 6～7 个小时，人好多了，还有梦，其余症状略减。上方加白薇、牡丹皮、栀子，又服 15 剂诸证消失，嘱常服知柏地黄丸善后。此案并未加大量安神镇静之方药，而是针对病机用药，病因解决了，失眠之症亦解决了。故而针对病因，釜底抽薪，也是治疗失眠证的一种方法和思路，诸位不可不知。

另外还有一种治疗失眠的思路，我也常用，即症状不明显，证型不好分，即无证可辨的顽固失眠，从久病必瘀入手，用《医林改错》的血府逐瘀汤治疗，也能收到出奇制胜的效果，而将失眠治愈，这方面的例子也不少，就不列举了。

总之一句话，治病思路要广，方法要多，就像打仗一样，机枪大炮都要会用。失眠治疗亦然。

 ### 从肢厥谈辨证施治的重要性

在临床上我经常遇到下肢冰凉的患者，其中有一部分是多方求治不愈的老病号了。谈起自己的病，真是久病成医，滔滔不绝。什么肾阳虚寒，久病入络，陈寒故疾，金匮肾气丸，四逆汤，干姜附子火神派都能一一道来。把我这个老医说得无言以对。单从症状上看，腰以下冰凉，常年没有一点热气，不是肾阳虚寒又是什么呢？肾为腰之府吗？冰为寒之证吗？问题是既然证对药不错为什么不愈呢？而且我看了很多前医的处方，不外是干姜附子鹿茸人参之类，甚至硫黄都用上了仍然不愈。为什么不做逆向思维呢？为什么不舍证取脉呢？一句话，思维呆板，胶柱鼓瑟。教条主义、本本主义严重。下面举一例说之。

【病案103】2007年5月间，一中年男性，三十六七岁，系街道上联防队员，人身高体壮，慕名找到我说，我全年背凉，尤其是腰以下冰凉似铁，晚上睡觉要盖两三床被子，还不热，再要加用暖水袋才行。曾在中医研究所，市中医院专家门诊看过吃过半年的药都治不好。又寻访民间老中医看过几位也是没有效果。这一片大家都说你看病还行，不瞒你说，就是想找你试一试。看来又是一个老江湖了，我又遇到怪病了。他吃过人参、鹿茸、黄芪、当归、干姜、附子。特别是附子一味药曾用到过100g。什么金匮肾气丸、十全大补丸、补肾壮腰丸、追风透骨丸，等等，都没啥效果，仍然还是冷和凉。

我说，那我就来看看吧，我也不敢保证能治好。患者也痛快，治治看嘛。于是开始四诊，面色发暗有光泽，两眼有神，说话洪亮，舌质暗红苔白厚燥，脉三部弦滑有力，能吃能喝，小便黄赤发热，大便略干，口干咽燥，失眠多梦，全身发凉，尤其腰腿凉甚，着护膝。诊后，我思之良久，断为火郁证，内热外寒，里外不通，阴阳不交。

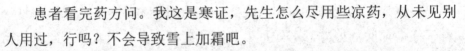

四逆散合白虎汤

[组成] 柴　胡 10g　　白　芍 15g　　枳　壳 15g
　　　　甘　草 10g　　知　母 15g
　　　　生石膏 30g　　生薏苡仁 30g

[用法] 3剂。水煎服。

患者看完药方问。我这是寒证，先生怎么尽用些凉药，从未见别人用过，行吗？不会导致雪上加霜吧。

我笑了笑说，姑且先服3剂再说吧。3日后患者如约再诊，述之，此药吃完，身上好像没有过去那么冷了，我说这就对了。你不是虚寒证而是热郁证，患者听一惊，说从未闻也。看来你确实和别人不一样。以后又服了十五六剂药，彻底治愈。全身温暖如春。此病例我主要想说明几个问题。其一，临床上看病，思维切不可古板单一，一条道走到黑；其二，要善于逆向思维，此病例前人用了那么多热药不见效，显然是药不对证，亦不是寒证，再加之脉弦滑有力，不是沉弱无力，口干咽燥，声音洪亮，年轻力壮显然不可能肾阳虚寒，或痰饮郁积等证；其三，临床上确实有一些患者表现得一派寒象，却为热证。此屡见不鲜，各位一定重视辨证施治，有是证，用是药，起是方，切忌不细心辨证，见一症状就认定是某证，或人云亦云。临床上各种现象都可能出现和存在，一定要细心，活心，定心。胆大心细，方为良医。

刘渡舟先生从事中医临床、教学40余年，学验俱丰，深得仲景秘旨，善治内科杂症。观其治病，常常给人以茅塞顿开、赏心悦目之感，如对黄连阿胶汤的使用则可见一斑。下录名医刘渡舟运用黄连阿胶汤治疗肢厥一则供参考。

【病案104】李某，男，43岁，干部。患者于1978年10月，无明显诱因而自觉下肢发凉。厂医诊为肾阳虚证，曾予金匮肾气丸、虎骨酒、青娥丸等大量温补之药，而病情未能控制，仍逐渐发展。冷感向上至腰部，向下则冷至足心，如赤脚立冰上，寒冷彻骨，同时伴有下肢麻木，痒如虫行，小便余沥与阳痿等证。曾先后在北京诸医院检查，均未见异常，并服用补肾壮阳、益气和血等中药200余剂，未能见效，于1980年1月11日转请刘老诊治。

患者素体健康，面部丰腴，两目有神，舌质色绛，少苔，脉弦而略数。问其饮食如故，大便不爽，小便短少而发黄。

初投四逆散，按阳厥之证治之，药进3剂，厥冷依然，乃反复追问其病情，患者才说出睡眠不佳，且多乱梦，而心时烦，容易汗出。视其舌尖红如杨梅，脉来又数，反映了阳虚于下而心火独旺于上之证。

刘老认为,心火上炎,无水以承,是以心烦少寐,多梦汗出;火盛于上,阳气不能下达,则水火不相交通,是以为厥,四逆散疏气通阳而不能泻上盛之火,是以服药无效,遂处以下方治疗。

❧ 黄连阿胶汤 ❧

[组成]黄　连9g　　黄　芩3g　　白　芍6g
　　　　阿胶(烊化)9g　　　　　鸡子黄(自备)2枚
[用法]以水3碗,先煮3物,取1碗,去滓,
　　　　纳胶烊尽,小冷,纳鸡子黄,搅令
　　　　相得,分2次服下。

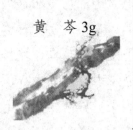

服药3剂后,汗出、失眠多梦等证均有明显好转,小便余沥和阳痿亦有所改善。察其舌,仍红赤而少苔,脉弦而微数,继宗原法治之。

❧ 处　方 ❧

[组成]黄　连9g　　阿　胶(烊化)10g　　　　黄　芩3g
　　　　白　芍9g　　鸡子黄(自备)2枚
　　　　牡丹皮6g
[用法]6剂。煎服法同前。

1月30日,适值降雪,寒风凛冽,但患者并无异常寒冷之痛感,腰以下厥冷证基本告愈。1个月后,据患者言,未再复发。

按:黄连阿胶汤出自《伤寒论》第303条原文:"少阴病,得之

二三日以上，心中烦，不得卧，黄连阿胶汤主之，主治心肾不交之失眠证。"该例患者，上则见有心火亢盛的心烦、汗出、失眠多梦、舌红少苔、脉数等症；下则见有水寒之证的小便余沥、阳痿、腰以下厥冷等症，属于阴阳上下不相交通，水火不相既济之证，故投以黄连阿胶汤交通心肾，使水火既济，阴阳调和，则下肢厥冷之证得以痊愈。

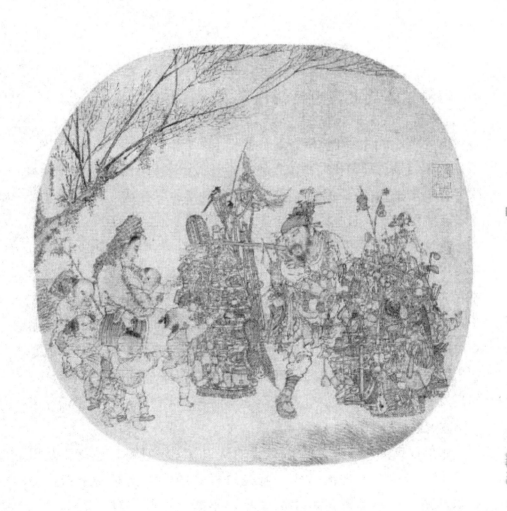

医话留香之病验心得

医话留香之闲余杂谈

 科学吸收中药西理说

前一段时间，治疗一例胃下垂患者，用了补中益气汤加大量枳实，事后一年轻中药师问我，中医理论上不是讲枳实是行气破气的吗？本来患者中气都下陷了，你还用枳实，这不是落井下石吗？

我莞尔一笑，你知其一不知其二。

我这是中西理论合用，以中为主，兼顾西学。辨证是中气下陷，用补中益气汤补气升提法，从本出发不错。但是临床起效比较慢，这是很多中医都知道的。实践证明加入大量枳实就会起效很快，原因在于，西医药理研究证实，枳实有明显的收缩平滑肌的作用。胃下垂病本身就是固定胃的韧带松弛造成的，韧带也属于平滑肌一类，这就是运用枳实治疗胃下垂的道理。事实证明大量用上枳实后，靶向性强，1周后就能见到明显效果。我不但用此法治胃下垂，同理还用于治疗子宫下垂、脱肛等。

如果仅仅局限于枳实中医理论的认识就无法理解，也就无从用起了。对于这个问题的认识，我是这样看的，人们对一个药物的认识，是一个不断渐进，不断发展，不断全面的过程。古人由于时代的局限，科技不发达的条件限制，对一些药物的认识也是不全面的，或不正确的，这很正常。但是作为一个现代人，作为一个处在科学技术高度发达环境下的中医，一定要与时俱进，在继承的基础上，不断吸取和运用现代科技成果，丰富和充实发展中医的治疗手段和意识。只有这样才能发展中医，提高中医的治疗水平和疗效。不能故步自封，夜郎自大，极端地排斥西医的科学成果。

纵观中医的发展史也可以看到这一点，后起的中医大家，无一不是在继承前人的基础上，吸取当时的科学认识和研究成果，创立新的中医理论与药物的新认识。孙思邈、李时珍、叶天士、王清任、张锡纯等皆是这样的医学大家。

我在临床上，始终坚持中西并用，以中为主，吸收西医科学的研究成果，在运用与治疗中，取得了很好的效果。

如我在临床上，过去治疗崩漏证（西医的功能失调性子宫出血），喜欢用补气摄血法；或活血凉血法；或收涩固脱法；或补肾填精法等，大量的黄芪、人参、阿胶、龟甲、枣皮、白芍、仙鹤草、煅牡蛎等药开上去，也能治好此病，但是总不能达到百分之百有效，个别的还止不住，把人气得直跺脚。后来研究了西医的理论和治法，吸取了西医用雌激素、黄体酮治疗的理念，在中医的辨证方证里，有意识地加入含有雌激素的中药诸如杜仲、续断、紫河车、菟丝子等，疗效大幅提高，几乎可以达到百分之百有效。

【病案 105】患者，女，28 岁，功能性子宫出血半个多月淋漓不净，人头晕无力，面色惨白，恶心纳差，血色素下降。脉沉细无力，舌淡苔薄白。

处　方

[组成] 生黄芪 60g　当　归 30g　熟地黄 30g　红　参 30g

仙鹤草 60g　桑　叶 30g　生龙骨 30g　生牡蛎 30g

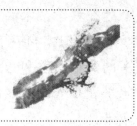

　　荆芥炭 10g　　三七粉（冲服）3g

　　［用法］3 剂。水煎服。

　　服完 3 剂，隔了 2 日又开始流血，后以此方为主加减，服用 1 周，还是止不住。患者着急，我也有点沉不住气了。

　　经过一夜思考，决定在原方基础上吸取西医治功能失调性子宫出血的理论，加入含有大量雌激素的中药，包括杜仲炭、蚤休和菟丝子。结果，2 剂药后就止住了，而且没有再反复。此后，我用此法治疗此证，屡用屡效。

　　实践证明，以中为主，兼学西理，疗效颇佳。此案中用蚤休，是从中成药宫血宁中受到启发，此药之所以能治功血，关键也是其中含有雌激素，能刺激子宫内膜生长，从而达到止血的目的。

　　临床上我用此法，治阳痿重用淫羊藿（含有雄性激素），治哮喘重用炙麻黄（缓解气管平滑肌），治低血压重用枳实（含有升压素），治内脏疼痛者重用白芍（缓解平滑肌痉挛）等病证，疗效可靠，效果斐然。故提倡大家研究探讨，使用发展，以提高中医疗效。

 ## 谈谈我的学医方法

　　自从开了博客与空间写了一些有关中医的文章，深受广大爱好中医者和年轻中医师的喜欢，几乎每天都能收到询问怎样学中医，从哪里入手，读什么书的问题。对此，我很难回答，因为每个学中医的人出身、环境、文化程度、领悟能力都不一样，自然学习中医的方法和路子就不尽相同。所以，我想集中谈谈这个问题，主要是自己怎样学的，不具有规律性，只能作为参考。

回顾我一生的中医之路，我觉得有两点，读书和实践，或曰书本、病号。文雅点说，读万卷医书，治万例患者。

我虽说出身于医学世家，自小受到医学氛围熏陶，但是走上中医这条路，完全是靠着自己一点点读书，一例例看病而学成的。我弱冠时，身为旧军医的祖父就去世了，没有能跟其学到很多知识，青年时期在有限的日子里，仅随着叔父学了些医学常识，而后就是一生的自学。

因上山下乡，从城市来到广阔天地——农村，当上了赤脚医生，面对广大贫下中农的治病需要，怎么办？当时，手中只有一本叔父送我的《赤脚医生手册》，没有老师，没有其他任何医学书籍。从何下手，自古华山一条路，没有别的，但是我有一定的文化知识，试着自学看看，于是开始日夜啃读这本教材，从书中找药方，然后对着患者施治，先治简单的，一点点积累经验。

由于当时西医药品紧张，农村中草药便宜较多，于是又开始学习中医。还是没有老师，就上县城买了两本书。一本李时珍的《濒湖脉学》，一本张仲景的《伤寒论》。似懂非懂地学习起来，同时参考当时唯一发行的一本中医杂志《新中医》。晚上看书，记住几个方子，桂枝汤、小柴胡汤等，白天就对着患者下药，那时也不会加减，就是死搬硬套，居然也收到了一些疗效。这小小的尝试，取得的些微成功，令我很是兴奋。

自此，我觉得没有老师也可以学成中医，但是话说回来，有老师指导和师父亲授还是好，能少走弯路，快捷上路。这我是有体会的，我曾因无师指导，读了很多废书，花了很多精力，浪费了很多时间。但是没有办法，在当时的环境下这也是一种无奈。在此，我只想说明一点，不具备老师指导的条件下，通过自己看书，亲自实践，一样能学习中医。

关于读书，一定要选好书，会读书。我的体会是学中医最好是先学《中医基础理论》，全面了解中医的基石，其次学好中医方剂学，掌握一二百首基本经典方即可。中药不一定系统学，可以在运用方剂中

医话留香之闲余杂谈

去体会掌握其作用，我至今没有系统学过中药教材，尽管我有大量这方面的书，仅作查阅。在学好中医基础理论和方剂学后，就可以试着去开方看病。遇到问题多看名老中医医案医话，从中找解决问题的答案。但是名老中医的医案的选取是个问题，有很多医案价值不大，具体看哪些？我不好说，因我看的医案太多，太杂，不适合初学者。我倒觉得有一个思路可供参考。就是从名医大家共同推举的医案入手，在积累了一定临床经验后，按需要自由涉猎。

其次下功夫，读好《伤寒杂病论》和《温病条辨》这两本书，最好是天天读，月月读，年年读，特别是其中的方子，简洁实用，效果卓著，无有虚言，人人可重复。这是所有名老中医公认的，我也是这样认识的。可以毫不夸张地说，学好了这两本书，你就是一个很好的中医了。

总之，从书本中除了要学习好一般的理论知识，还要学好解决问题的办法和技能，其办法就是多看名医医案、医话，少看理论专病叙述类书，或者标新立异的理论书籍，（注：不是不看，不要误解，而是先不要看，等积累了一定的实践经验再看。）这是我的体会。还是我经常说的那句老话，中医从某种意义上来说是经验医学。这经验秘方绝招就在医案中。

关于治病。这方面也是很重要的一环，书读完了就要大胆去实践，不要轻易相信书本，要把间接经验变为自己的直接经验。一年一个医师至少要用纯中医纯中药方法看病 3000～5000 例，只有这样才能掌握中医的治病方法和方药，看的太少无法验证书中知识的正确性，因为书中记载的方药或经验有时只是偶然病例，是个案。这就和汽车修理工一样，车修得多了，车一发动，听一会儿就知道啥毛病。治病亦是同理，看病看得多了，患者一来，简单四诊，不用太复杂的辨证，就知道啥病，对病下药，又快又准。实践太少，经验不足，就难以理解和掌握中医。因此，读书看病相辅相成，少了哪个环节都不行。初学中医者开始没有太多病号，不要紧，可以先从自己、亲戚、朋友、家人看起，一句话，一定要坚持实践，多看病，舍此别无二法。

学习《伤寒论》的思路

谈起学习《伤寒论》，可以说各路伤寒大家都各有各的方法，都值得参考。但是有一种方法却谈得不多、不深、不透，这就是我自己戏称为的：以其人之道还治其人之身的方法。即用张仲景的立场、观点、方法去研究张仲景的《伤寒论》，而不是用我们现代人的立场、观点、方法去研究或臆想。要想真正吃透《伤寒论》，最好的方法就是把《伤寒论》还原到当时的历史背景下，从原著中的条文方子里进行逻辑推理和排列，从而得出正确结论。如从类方的比较、方后药物的加减来体会用药之法、药物含义。我们先来看从麻黄汤、麻杏石甘汤、麻杏苡甘汤的比较中能发现些什么。

首先，3 方的共同症均有发热，共同之药都有麻黄、杏仁、甘草，仅有 1 味药不同。显然，可以看出桂枝为恶寒身痛而设，薏苡仁为风湿身痛而设，石膏为汗出兼喘而设；桂枝降逆，薏苡仁镇痛，石膏清热。通过这样的类比，我们就可明确地知道桂枝、薏苡仁、石膏的药物作用，不用再作其他的分析和药书资料的论证，简捷而正确，直得张仲景心法。如果我们不是这样去做，而是采取寒热补泻、四气五味学说去分析、解释、理解，就会谬之千里，离张仲景之原意远也。

现在流行的辨证论治是隋唐以后的产物，而张仲景之方用药重病重症，唯不重后世的所谓辨证分型。张仲景用药的原则为"有是证用是药"，咳则五味子、干姜、细辛；腹痛白芍，寒痛附子；急则大黄，缓则甘草。书中比比皆是。

再如书中可以看到张仲景温补可与寒凉配的例子，人参配柴胡、黄芩、黄连、知母、石膏；温热配寒凉，干姜、附子配大黄、黄连、黄芩，麻黄、桂枝配石膏、知母，柴胡、黄芩配桂枝、干姜。后人注解，尽管用辛开苦降、反佐诸说释之，终嫌牵强附会，如乌梅丸、麻黄升麻汤一类大方，更是寒热补泻一起用。

这种情况在《备急千金要方》《外台秘要》中更是比比皆是。如《金匮要略》中"产后下利虚极"的白头翁加甘草阿胶汤，注家均谓阿胶为产后血虚而设，岂知阿胶本为治痢之药。《备急千金要方》治痢方十之七八不离阿胶，且方中往往合用涩如赤石脂、龙骨、石榴皮，温如干姜、附子、蜀椒，寒如黄芩、黄连、白头翁、秦皮，下如大黄，补如阿胶、当归、芍药、人参。今人观之，必如坠五里云雾中。其实，用药重症重病，不重分型功用，是汉方的特点，也是时代的背景。这一点今人学伤寒不可不知，千万不能用后人的思想去揣测古人的思路，否则就会在学习《伤寒论》的路上，南辕北辙，越学离张仲景越远。

俗话说半部《论语》治天下，我说一部《伤寒》得中医。《伤寒论》不仅传给了我们具体的方药，而且更重要的是教给了我们辨证施治的科学思维。我想具体从学习《伤寒论》第27条说起。

原文：太阳病，发热恶寒，热多寒少，脉微弱者，此无阳也，不可发汗。宜桂枝二越婢一汤。

中医研究院1973年本《伤寒论语译》解释：太阳病，发热怕冷，发热时间多，怕冷时间少的，应当用桂枝二越婢一汤治疗。如果脉象微弱，这是表示阳气衰微，就不可以再用汗法治疗了。本条叙述太阳病表未解而里有热的证候和治法。

注："脉微弱者，此无阳也，不可发汗。"这是古文自注的笔法，应当在"宜桂枝二越婢一汤"后面。"无阳"指虽有表证而无阳脉。这是阳衰，与亡阳不同。

桂枝二越婢一汤方

[组成] 桂枝（去皮）、芍药、麻黄、甘草（炙）各十八铢
      大枣（擘）四枚　　　　生姜（切）一两三铢
      石膏（碎，绵裹）二十四铢

[用法] 上七味，以水五升，煮麻黄一二沸，
      去上沫，内诸药，煮取二升，去滓，
      温服一升。

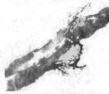

本云当裁为越婢汤桂枝汤，合之饮一升，今合为一方，桂枝汤二分，越婢汤一分。

注：**越婢汤**（《金匮要略》方）

麻黄六两　石膏半斤　生姜三两　甘草二两　大枣（擘）十五枚

桂枝二越婢汤由桂枝汤与越婢汤合成。其中桂枝汤取1/4，越婢汤取1/8。除桂麻以外，尚有石膏。从药物的主治来分析，则本条除有发热恶寒、热多寒少的表证外，还应当有烦渴的里热现象。

桂枝麻黄各半汤、桂枝二麻黄一汤、桂枝二越婢一汤三方，都是治疗桂枝汤证经日不愈，邪郁不解的方剂，都有微汗的作用，但桂枝二越婢一汤除表邪未解外，里热也较盛，这是表里两解的方法。

上述的解释对吗？我认为值得商榷。

翻遍《伤寒论》，也找不到用桂枝汤治里热较盛的。我认为，第27条张仲景说得很明白，这是太阳病，和阳明病无关，并不存在内热。表热就是表热，"太阳病"三个字在那里明摆着，发热恶寒，热多寒少，明明指的就是在表。无阳说明表虚津液少，这里的阳并不是阳虚阳衰的概念，而是和第46条"阳气重"一个概念，是聚集于体表的津液，这是著名伤寒专家胡希恕的观点，我认为正确的。表的津液不足，是表虚，是无阳，是桂枝汤的病机。不过桂枝汤是突出的汗出，这里突出的是发热。综合起来就是一个表虚发热证。这个如果是用对举法来分析，会更容易看得明白。

我们来再看《伤寒论》第38条大青龙汤证。

原文：太阳中风，脉浮紧，发热恶寒，身疼痛，不汗出而烦躁者，大青龙汤主之；若脉微弱，汗出恶风者，不可服之。服之则厥逆，筋惕肉瞤，此为逆也。

大青龙汤方

[组成]麻黄（去节）六两　　　桂枝（去皮）二两
　　　甘草（炙）二两　　　　杏仁（去皮、尖）四十枚
　　　生姜（切）三两　　　　大枣（擘）十枚
　　　石膏（碎）如鸡子大

[用法]上上七味，以水九升，先煮麻黄，减
　　　二升，去上沫，内诸药，煮取三升，
　　　去滓，温服一升，取微似汗，汗出多
　　　者，温粉粉之。一服汗者，停后服。
　　　若复服，汗多亡阳，遂虚，恶风，烦
　　　躁不得眠也。

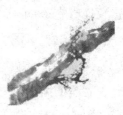

对照两方来看，一为桂枝汤合越婢汤，一为麻黄汤合越婢汤。桂枝汤为表虚而设，麻黄汤为表实而设，这是不争的共识。越婢汤为清热剂也甚明。如果我们客观来看，就会发现第27条为表虚发热而设，第38条为表实发热而设。表虚量小，表实量大，对比起来其意甚明。根本不用作其他解释，什么太阳兼阳明，表里双热，我认为都是错的。张仲景在《伤寒论》中，开篇就叙述中风和伤寒证，其目的就是教我们用对举法掌握各证各方。论中这样的写法比比皆是，这里就不列举了。

所以，学习《伤寒论》一定要用执柯伐柯的办法，一定要用张仲景指给我们的对举方法，这样才能达到"寻余所集，思过半矣"。

《伤寒论》中为什么"太阳篇"最长

读过《伤寒论》的人，大多数都会提出这个问题：全书398条，"太

阳篇"就占去 178 条，将近一半，这是什么原因呢？对此，很多学者均持"遗失说"。曰：三国两晋、南北朝战乱不已，导致张仲景文简遗失散落，故而不全。我认为，可能不是这样的，这样的篇章结构应是张仲景的原意，也是符合客观实际的。

首先，从《伤寒论》说起。这部著作是一个外感专著，六经辨证是张仲景沿用前人并规范补充的（注：是用《黄帝内经》热病六经的名而不用其实，可以说不是一回事）。他开创了用六经分步治疗外感热病的科学施治方法。张仲景之所以在《伤寒论》中用将近一半的篇幅来论述太阳病，实因太阳病为表证，是疾病发展的初级阶段。这个阶段疾病的变化最多，兼证最多，证型最多，所以要把握好这一关键时期，把疾病消灭在萌芽状态。故而要特写大写。这是其一。

外感六淫在人体时，虽说病因基本一致，但具体到每个人却不一样，类型万千，五花八门。有虚体，有实体，有热体，有寒体，有病体，有无病体，同样的病因作用于不同的人就会有不同的表现，不同的证候就要用不同方法去治疗。所以，张仲景在"太阳篇"提出了大量的方证，诸如桂枝汤证、麻黄汤证、五苓散证、大青龙汤证、小青龙证、白虎汤证、柴胡汤证、陷胸汤证等一系列治法。

由于疾病变化多，方子多，篇幅自然就多。随着疾病的发展，病程进行到最后会越来越简单。君不见，《伤寒论》最后到了三阴证大多为死证，出方不外是四逆汤一类，和"太阳篇"相比，方相对较少，道理就在这里。从西医的角度来看，死证不外乎是呼吸衰竭、循环衰竭、肾衰竭，疾病不会有太多的变化，即最后的殊途是同归的，故而治法不多，篇幅也就不多。

其二，"太阳篇"，具有举例示范说明的作用，如为了说明桂枝汤的使用，仲景不厌其烦，铺陈展开，连篇累牍，反复说明，故占去篇章较多，前面说了，后面就省略，这是《伤寒论》的行文写法。《伤寒论》太阳篇已把全书的主要方子都论述了，所以占的篇幅较大，后面省略，言简意赅，其他篇幅就显得少了。

医话留香之闲余杂谈

高效方组成的思路

中医治病离不了方子，尽管方子成千上万，但病情是复杂的，虽说我们掌握了一些方子，然而还是不能够达到和满足临床上的需要。这是经常遇到的问题。怎么办？自古华山一条路，只有自己组方子了。但是怎么组？是自己闭门造车，冥思苦想，还是临时拉郎配，按功效找几味药放在一起？这两种方法可以说效果肯定不好。那么有没有一种既省事又疗效高的办法呢？世上无难事，只要肯动脑，办法就在手中。

已故名医何绍奇《读书析疑与临证得失》中有一段话：近 20 年来，又涌现出一批新型的辛凉解表方，与前述金代、明代的辛凉方相近。如羌活板蓝根汤（羌活、板蓝根）、羌活黄芩汤（羌活、黄芩）、羌蒡蒲薄汤（羌活、牛蒡子、蒲公英、薄荷）等。这些方，无论解表、清热，两方面作用都很强，也不拘于伤寒、温病，剂量也不再是"治上焦如羽，非轻不举"，如羌活一般用 9～15g，板蓝根用 15～30g。笔者治外感初起，症见恶寒、身痛，高热不退，口渴、咽痛，无汗或汗出不畅者，尝取败毒散之荆芥、防风，竹叶石膏汤之竹叶、石膏，小柴胡汤之柴胡、黄芩，银翘散之金银花、连翘，1 剂或 2 剂即可退热，屡经运用，故敢为读者告。自谓此方虽杂凑而成，但亦得金元之余绪，名之为"辛凉解表方"，亦无不可。盖辛者，辛以解表；凉者，凉以泄热也。

已故名医焦树德《运用三合汤、四合汤治疗胃脘痛》一文中记录：在 40 多年的临床实践中，我常常使用"三合汤"与"四合汤"治疗久痛不愈，或用他药不效的胃痛顽症，每收良效。

◆ 三合汤

> **三合汤**
>
> ［组成］高良姜 6～10g 　　　制香附 6～10g
> 　　　　 百　合 30g 　　　　　乌　药 9～12g

临证传奇·叁
留香阁医话集

丹　参30g　　　　　　　檀　香（后下）6g

砂　仁3g

[用法]水煎服。

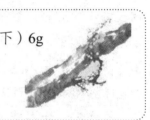

　　本方主治长期难愈的胃脘痛，或曾服用其他治胃痛药无效者，舌苔白或薄白，脉象弦，或沉细弦，或细滑略弦，脘喜暖，痛处喜按，但又不能重按，大便或干或溏，虚实寒热症状夹杂并见者，包括各种慢性胃炎、胃及十二指肠球部溃疡、胃黏膜脱垂、胃神经官能症、胃癌等所致的胃痛。本方是以良附丸、百合汤、丹参饮3个药方组合而成，故名"三合汤"。其中良附丸由高良姜、香附组成，主治肝郁气滞、胃部寒凝所致的胃脘疼痛；百合汤由百合、乌药组成，主治诸气膹郁所致的胃脘痛；丹参饮为丹参、檀香、砂仁3药组成，是治疗心胸、胃脘疼痛的有效良方。

◆ 四合汤

　　即在上述三合汤中，再加失笑散（蒲黄6～10g，五灵脂9～12g），4个药方合用，故名四合汤。本方主治同三合汤，但又兼有胃脘刺痛，痛处固定，唇舌色暗或有瘀斑，或夜间痛重，脉象沉而带涩，证属中焦瘀血阻滞者。

　　三合汤与四合汤为焦树德家传秘方。焦树德云："痛在心口窝，三合共四合。"三合汤由良附丸、百合汤、丹参饮3首方剂组，故名"三合汤"，善治虚实夹杂、气滞血瘀寒凝所致之胃痛日久不愈者。因其人患病日久，"久病必虚""久病多瘀"，又"虚""瘀"皆能致郁，因而临证每见胃痛日久之人，多为气血同病，虚实相兼，故焦树德以三合汤治之，切中肯綮，每多效验。四合汤是于三合汤中复加失笑散以增活血化瘀之效，以治血瘀胃痛者，则更为贴切。

　　上述两个方子是我临床上常用的，而且疗效都很高。通过上述两则医话，我们看到名医在组方时都是很聪明的，这就是把前人有效的方子集中起来，打歼灭战，组成新方，并把它变为自己的有效验方或秘方。我们要学习这种方法，这种思路。这种方法既简单又实用，对于临床经验不多的青年中医师来说，应该更为实用和易学。

临床上，我在感觉一个方子不能贴合病机，需要组成新方时，经常用到这个方法，效果还是蛮灵的。比如我治疗丹毒的有效方子就是龙胆泻肝汤加五味消毒饮；治疗崩漏的验方就是傅山治老年血崩方加山东名医张志远治崩漏的地榆白头翁生贯众方，再加山东名医李凤翔的治崩漏的大量益母草方。几方合在一起，组成我自己的秘方。实际上这方法并不新鲜，医圣张仲景就常用。君不见柴胡桂枝汤吗？大青龙汤（实为越婢汤合麻黄汤）吗？

上述两则医话包括了两个方面的意思：组新方时，一是把两个或两个以上的效方组在一起，不作加减；二是把几个方子中的主药提出来组在一块，如名中医何绍奇辛凉解表治外感的新方，集中火力，发挥作用；第三方面上述文章中没有说，其实就是把一个名方中的主药加大药量，这也是常用的方法，诸位也不可忽视之。

【病案 106】刘某，男，约 65 岁，退休干部。2005 年 10 月来诊。患前列腺增生引起尿无力，滴沥不尽。根据当时的辨证为肾阳不足兼气虚无力。

❧ 处 方 ❧

[组成] 生黄芪 120g　生甘草 30g　熟地黄 45g　山茱萸 30g

　　　　怀山药 30g　　茯　苓 12g　　泽　泻 12g

　　　　牡丹皮 10g　　肉　桂 10g　　附　子 10g

[用法] 3 剂。水煎服，每日 3 次。

此方为八味肾气丸合王清任《医林改错》黄芪甘草汤。金匮肾气丸温补肾阳，仲景书列五条：治"脚气上入少腹不仁""虚劳腰痛、少腹拘急，小便不利""短气有微饮，当从小便去之""男子消渴，小便反多，饮一斗小便一斗""此名转胞，不得溺也"。纵观五条，原治少腹膀胱之疾居多，实为治前列腺增生之良方也。故选之。

再看黄芪甘草汤原文："治老年人溺尿玉茎痛如刀割，不论年月深久，立效。黄芪（生）四两，甘草八钱。水煎服。病重一日两剂。"该方显然为气虚无力尿闭而设，故选之。

两方合用，颇合病机。本想这个方子应该迅速起效，谁知 3 日后该患者复诊说，有点效，但不明显。我认为是服药时间短，原方又续服 10 剂。又过了十来天，该患者再诊，说变化不大，但总体比没服药时强。我这人总喜欢对一些病追求速效，以取得患者信任，尤其是在坐堂行医时。所以，患者说变化不大，我思之良久，考虑需再加大力量，集中火力，争取速效，于是又添加一效方入内，即通关丸。

通关丸，又名滋肾丸、滋肾通关丸，出自《兰室秘藏》，治"不渴而小便闭，热在下焦血分也"。由"黄柏（去皮、酒洗、焙）、知母（酒洗、焙干）各一两，肉桂五分"组成。"为细末，熟水为丸，如梧桐子大，每服一百丸，空心白汤下，顿两足令药易下行故也。如小便利，前阴中如刀刺痛，当有恶物下为验"。后世医家多用本方治疗癃闭而口渴者，亦有用以治疗肾虚蒸热、脚膝无力、阳痿阴汗、冲脉上冲而喘者，大都围绕"肾"来发挥本方的用途。其实，通关丸既无补肾之功，亦乏清肾之力。其功不专在肾，而专于膀胱。与其说为治肾之专方，不如称其为理膀胱之专剂。

根据我以往的经验，该方在治疗小便不利方面，也有良好的疗效。故而三方合用，再次试用。该患者服药后，反映疗效显著，尿线变粗，尿路变畅，过去的尿频也大有改观。效不更方，又服 1 个月余，基本治愈了前列腺增生。自此以后，我常以此方为主治疗老年性前列腺增生疾病，疗效可观，而且也成了我自己的一个秘方。

浅谈"不传之秘是药量"

前人说:"中医不传之秘在用量上。"准确掌握药量的增损,对于提高临床疗效确有重要意义。

我在临床上曾治1例严重腹泻的老年妇女患者。当时出诊时,患者刚被医院断为预后不良,请家属及早安排后事。我接诊后,已知有几位中医看过,不外人参、茯苓、山药、甘草、罂粟壳之类,用量也就是9～15g,名之曰:"虚病不可重药,轻可去实。"服后均无效果,照样腹泻。

余思之良久,轻方不效当反之。经细查,患者神情未散,胃气未断,脉虽弱但有根,现症状是喝什么拉什么,人无法坐立,大肉削尽,一派伤阴脱水之象。当务之急是想法止泻敛阴。看来附子理中汤和参苓白术散之类已很难奏效,非重剂大量之药恐难挽回生命。

于是处方重用仙鹤草200g,怀山药150g,生牡蛎150g,高丽参50g,山茱萸60g,浓煎频服,1剂即效,3剂收功。

该方仙鹤草、高丽参补气回阳;怀山药、生牡蛎、山茱萸敛阴滋液,超大剂量使用,所以在危急中方能挽回颓势,救人于死亡之时。这里的药并不名贵,而且是寻常之药,其关键就在于药量,病重药重,当则显能。

以上例子说明了药物剂量的增损,对提高临床疗效具有举足轻重的影响。当然,药物用量的增损,要有理论和实践根据,要有别人用药经验的借鉴,不能盲目乱投。

近年来,关于增大剂量、提高疗效的报道屡见不鲜。《上海中医药杂志》的"医林掇英"栏目中介绍的病例对我们不无启发。

患者患频发性室性期前收缩,每分钟停8～10次,经心电图确诊。以往用炙甘草汤无效,原因是:①剂量小;②没有做水、酒同煎。后决定增加用量。

处方

[组成] 生地黄 250g　麦　冬 45g　桂　枝 45g　党　参 30g

　　　　火麻仁 60g　炙甘草 60g　生　姜 45g

　　　　大　枣 30g　阿　胶 30g

[用法] 用水 1600ml，酒 1400ml，煎至 600ml，
　　　　分 3 次服。

服药后没有明显不良反应，只是想睡，略感头昏。第 3 日自觉期前收缩消失。第 6 日复查心电图，正常。

《上海中医药杂志》等刊登浙江省兰溪县中医院叶敏瑞来信。叶敏瑞用"医林掇英"中的处方（即上面介绍的处方）治疗一期前收缩患者，获得显效。以前虽也用炙甘草汤，但因药量不足，未能奏效。后学了"医林掇英"介绍的经验，深服其论，放胆用之，疗效显著。因此认为，增大剂量治期前收缩的理论是有其科学性的，其实践经验也是可靠的。

近代医家张锡纯在《医学衷中参西录》中就主张单味重剂，功专力宏。书中记载用一味薯蓣饮（生山药 120g，煮汁当茶，徐徐温饮）治阴虚劳热，包括劳瘵发热，或喘或嗽，或自汗，或心中怔忡，或因小便不利致大便滑泻，以及一切阴分亏损之证，均有较好疗效。

中国人民解放军 251 医院谢继增医师曾报道，用大剂量地骨皮治疗肺癌发热疗效好。

肺癌患者常常出现高热不退，体温持续在 38～40℃，以午后或夜间为著，应用抗生素及解热药治疗均不见效。有人认为是癌性热，无法治疗。谢继增以此病证查阅有关资料，发现地骨皮有退热除蒸之效，前人以药治疗风毒，肺痨、骨蒸痨热，虚热内扰以及肺火喘嗽等症。

参阅本药之意，在给一位肺癌高热不退患者治疗时，把地骨皮药

医话留香之闲余杂谈

量增加 30g，用药 5 日，高热有所下降，较用药前降低 0.2 ～ 0.4℃。后配伍滑石、生石膏，地骨皮增加到 60g，用药仅 2 剂，高热已降，咳喘症稍减。由此之后，癌性热已不再侵及患者。

对此，谢继增深有体会地谈到：我觉得，古书中对地骨皮的用量似乎略嫌不足，这对发挥其药效很有影响。一般书上的常用量是在 15 ～ 30g，我认为地骨皮的基本用量不能少于 50g，否则疗效较差。

笔者在治疗肺结核时，根据教科书的要求，地骨皮开始的用量为 15 ～ 20g，疗效不明显，后学习了辽宁名医刘树勋的经验，将地骨皮增至 50 ～ 90g，迅速收到显著的疗效，一般 3 个月左右就能治愈。由此可见，药量的大小起着至关重要的作用。

又如，用焦麦芽断乳，古今医籍多有记载，然而临证中，有的效如桴鼓，有的用之无效。原因何在？问题的关键，还是在于用量要大，须用生麦芽 180g，微火炒黄，加水浓煎频频温服，才能收到满意的疗效。

再如，黑龙江省卢芳教授临床治疗寒湿内停之泄泻，辨证配伍用大剂量苍术 50g，健脾利湿止泻，无不效验，每能应手取效。在临床实践中，投药固然不可孟浪从事，但在一定情况下，如果病重药轻，则不足以胜病。欲起千钧之石，必须有千钧之力。如果用药轻描淡写，岂能力挽沉疴！

四川名医余国俊，在治疗一例剥脱性皮炎重危症患者时，用犀角地黄汤，其中犀角用水牛角 50g 替代不效，果断使用水牛角 200g，大剂频服，终于从死亡线上救回患者。此案充分说明"病重药重，则病当之"。

在学习名老中医经验的基础上，结合自己临床体会，我治疗头痛、便秘、脉管炎等慢性疾病时，川芎用量常达 50g，当归用量达 90g，黄芪用量达 180g，往往应手取效。

《中医杂志》曾报道，朱树宽重用紫草 90 ～ 120g，治疗银屑病 50 例，收效甚佳。

【病案107】患者，男，32岁，农民。1992年5月2日初诊。患者半年前无明显诱因出现头皮突发红疹，微痒。某医院诊为过敏性皮疹，给服阿司咪唑（息斯敏）及外用氟轻松（肤轻松）等，数日后，病情未减，反而周身出现大量皮疹，上覆白屑。当地医院皮肤科诊为银屑病，治疗3个月，疗效不著，遂改投中医诊治。现患者皮疹瘙痒，夜间尤甚，伴心烦难眠。查见皮疹色红，上覆大量白色鳞屑，经抓搔剥离后，皮损基底部色红并有筛状出血点。舌质红苔薄微腻，脉沉弦有力。辨证为血热风盛，搏结肌肤，瘀而成病。

🌿 紫草四妙勇安汤 🌿

[组成] 紫　草120g　金银花90g　玄　参60g　当　归30g
生甘草30g

[用法] 水煎。服药3剂，瘙痒大减，皮损明
显减轻。继服10剂，皮损尽消，自
我感觉良好。随访2年，未见复发。

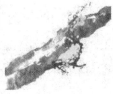

朱树宽认为，紫草用量是治疗银屑病取效的关键。通过临床验证，紫草用量，9～15g偏于清热透疹；15～30g偏于凉血活血；30g以上偏于解毒化斑。但用治银屑病，唯有用90～120g，其解毒化斑之力最捷。若在进行期需用120g，在静止期需用90g，方为妥当。

李寿山主任医师善用大剂量生石膏治疗高热证。

【病案108】患者，男，18岁，高热数日，屡用清热解表剂而壮热不减，精神萎靡，昏睡朦胧，时有呓语，面红汗出，身热灼手，体温39.6℃，腹胀满闷，大便4日未行，舌红绛，苔黑燥裂，脉数有力。用清热泻火兼养气阴法治疗。

处 方

[组成] 生石膏 200g　知　母 15g　大　黄 15g　芒　硝 15g

生地黄 25g　玄　参 25g　党　参 25g

甘　草 10g

[用法] 水煎服。

服药 4h 后，下燥屎若干，腹中舒适，继而热减神安。昼、夜连进 2 剂，诸症悉减，黑苔退，用竹叶石膏汤善后而愈。

《江苏中医杂志》曾有误服钩藤 210g 却使高血压及中风后遗症获得显效的报道，从另一个角度说明了"病重药重则病当之"。

【病案 109】患者患高血压及中风后遗症，血压 170/100mmHg（22.7/13.3kPa），说话不清，步态不稳，服双嘧达莫（潘生丁）、复方丹参片、罗布麻叶片等效不显。

处 方

[组成] 钩　藤（另包，后下）30g　　葛　根 30g

丹　参 15g　牛　膝 15g　红　花 10g

石决明 30g

[用法] 7 剂，水煎服。

药房配药时将 210g 钩藤另包成一大包。患者回家误将钩藤 210g 作为 1 剂药而煎煮（煮沸 20min），临睡前一次服完。次晨顿觉神爽，行走稳当，自觉中风以来从未有这样轻松、舒适。煎第 2 剂药始觉煎错了药。复查血压：150/90mmHg（20.0/12.0kPa）。本例误服钩藤 210g，却得到了显效。一般认为，钩藤1日剂量20～30g就可以了，但实践证明，大剂量服用钩藤降压效果显然高过20～30g。

从此例的误服报道中受启发，笔者在临床中经常在天麻钩藤饮中将钩藤重量施之，50～150g治疗高血压屡屡收效。

综上所述，可以看出，在医疗实践中，"中医不传之秘在于量"的说法是客观存在的，这一点应该引起我们的高度重视，并且要大胆地在临床中不断摸索掌握药物的最佳用量。

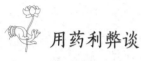

用药利弊谈

我已写了不少篇用药传奇了，主要讲的是其有效的功能和好处。实际上任何事情都有两面性，都要一分为二，既要讲有利的一面，也要讲不利的一面，正反相结合才能获得正确的认识，中药亦然。

在临床中我们常看到，讲用中药好处的经验文章较多，讲其弊处的文章较少，这是一个遗憾和不足。为此，我想通过几个病例谈一谈这个问题，以引起诸位同道的注意。

【病案110】我曾治1例乳腺癌术后的患者，中等身高，微胖，45岁。主证：手足心发热，心悸，出汗，心烦易怒，大便略干。舌淡苔白，脉双关滑数、尺部不足。月经不调，1个月有，2个月无。辨证为肝肾阴虚，虚阳外露。

丹栀逍遥散合二仙汤

[组成] 柴　胡 10g　　当　归 10g　　芍　药 12g　　薄　荷 10g
　　　　茯　苓 15g　　生　姜 10片　大　枣 10枚　牡丹皮 10g
　　　　栀　子 10g　　淫羊藿 10g　　仙　茅 10g

巴戟天 12g　　知　母 10g　　黄　柏 10g

当　归 12g

［用法］7 剂。水煎服。

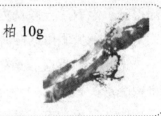

二诊时，除手足心发热外，其余症状均减。改方用二仙汤合三物黄芩汤。

❧ 二仙汤合三物黄芩汤 ❧

［组成］淫羊藿 30g　　仙　茅 10g　　巴戟天 10g　　黄　柏 12g

知　母 12g　　当　归 10g　　黄　芩 30g

苦　参 10g　　生地黄 15g　　地骨皮 30g

［用法］7 剂。水煎服。

用药第 2 日患者就打电话给我说药不能喝，一喝就吐。我问是饭前喝的还是饭后喝的。答曰：饭后。我告之，再喝时先嚼 2 片生姜。患者听之，再服。晚上电话又打来告知，还是不行，刚喝下去就吐出来了。我告其停服，将剩余几剂药提来，我将其中的苦参捡出，又放入姜半夏再服，未再发生呕吐现象。

此案之所以发生呕吐现象，实为苦参所为。我临床多年，深有感受。

苦参苦寒燥湿，清热杀毒效果很好，但其不良反应也甚为明显。我所用的苦参病例中大约有 1/3 的患者发生呕吐，只要取掉苦参即好。有时必须要用时，不得不加入生半夏和大量生姜，但是仍不理想。患者反映服后虽说不吐了，但总有一种想吐吐不出来的难受劲。这说明苦参有刺激胃黏膜的作用。诸位同道在用苦参时要引起注意，以免引起不必要的麻烦。

【病案111】患者，女，27岁，慢性黄疸性肝炎。2010年9月来诊。瘦高个儿，面黄兼暗，眼珠黄，舌尖边红苔白腻，能食，大便略干，乏力，月经偏多、色黑，行经时略有少腹痛。

辨证为阳黄，肝胆湿热兼瘀。西医化验转氨酶和胆红素均大幅度高于正常值，明显是西医的黄疸性肝炎，即中医的阳黄证。辨证和诊断均不复杂。然而此病竟拖了1年之久。缘于曾先在西安某国医馆中医专家处治疗半年，竟然没做一次相关的化验，按气血不和治疗，后又在省中医药研究所某中医教授处治疗四五个月，亦无效，期间也未做化验确诊。我随即令其做肝功能化验，诊断为黄疸性肝炎。

此例患者根据辨证，我首先用了茵陈蒿汤合桃红四物汤加丹参，10剂，水煎服。二诊时，面色和眼珠黄均减，效不更方，继续用清湿热、活气血之法。方用茵陈蒿汤合血府逐瘀汤加丹参、黄芪、太子参。

茵陈蒿汤合血府逐瘀汤加减

[组成] 桃　仁10g　红　花10g　当　归10g　赤　芍15g
　　　　川　芎10g　生地黄15g　桔　梗10g　柴　胡10g
　　　　枳　壳10g　生甘草10g　怀牛膝10g　茵　陈30g
　　　　栀　子10g　酒大黄10g　生黄芪30g
　　　　丹　参30g　太子参30g
[用法] 10剂。水煎服。

医话留香之闲余杂谈

谁知服了2剂，患者打电话告知，这回药吃完老吐，吐得连饭都不想吃了。我告诉患者先停服，把剩余药拿来，我调整一下。而后我反复检看药方，没有发现哪味药能致呕。

思之良久，突然想起有一次嗓子痛，就随手泡了一些桔梗和生甘草喝，结果发现很难喝，直想吐。后来也曾经给其他人用过，均反映不好喝。回头再翻看《伤寒论》《金匮要略》等书，发现桔梗汤、排脓汤中的桔梗其主要作用是祛痰排脓，引药上行，现代药理研究也证实其量大易致呕吐。看来问题是出在桔梗了，于是将前药方中的桔梗去掉再服，结果未再出现呕吐。

此案给人的启示是，桔梗有载药上行的作用，不利于清利湿热，此其一误也；桔梗的主要作用是祛痰排脓，这里无须排脓祛痰，此其二误也；桔梗有刺激气管和食管胃黏膜的不良反应，对于脾胃虚弱的患者不适应，此其三误也。实际上在临床上会经常碰到服桔梗呕吐的现象，所以诸位在用桔梗时，应注意其不良反应。

【病案112】临床上我很喜欢大量使用黄芪，该药补气托表力峻效宏，这是其长。但是该药用之不当，也能产生不少不良反应。

我曾治一位中年妇女，胃溃疡，用黄芪建中汤加减，半个月后胃痛反酸均好转，但新增脘腹膜胀一症。我就在其方中加入厚朴、砂仁、枳壳、木香一类行气导滞之药，结果效果仍然不理想，患者说还是腹胀。听后，我思之良久，突然想起已故老中医岳美中的一则医话，其中讲到黄芪长久服用能产生腹胀，而且只有陈皮能解，其他行气宽中之药无效。心中一亮，于是提笔在原方中加入陈皮30g，干姜10g。服3剂后腹胀消失。岳老不欺我也。

此案给我的启示是，一是平时多读书有益于临床，二是即使补药也有弊端，所以用药时要心思缜密，有规有度，方为上乘用药之法。

 漫谈中药亲自尝试

我觉得一个好中医，除了要有深厚的理论功底，还需要有亲自实践和尝试中药的勇敢精神。俗话说：不入虎穴，焉得虎子。要知道梨子的滋味就得亲自尝一尝。一些中药的药性、用量要想掌握得透彻和精确，非要亲自尝一尝不可。前贤名医大多都有此经历，故而用药治病心狠手辣，立起沉疴。反观一些中医却缺乏此种经历和精神，不敢越雷池一步，终致一生平平庸庸，无有真知灼见，技艺一般。

记得一日上午，我看到某医生诊治一中年妇女已多次，主证失眠，疗效不佳。观看了方子，是酸枣仁汤，药证相符，只是酸枣仁用量偏小。故插言：量可加大。问曰：加多少？我说在现在的 10g 后加个"0"即效。听我一言，该医生露出一脸惊讶，问道：行吗？我说放胆用，出了问题我负责。用后该妇女当晚就能入睡，做了一个好梦。

事后这位同行问我，这么大的用量你怎么那么有把握？我说我亲自尝过，也用过多年，从未出过事。

后来我在诊余闲聊时，就问到她尝过中药吗？她说从未尝过，用药一直遵循教科书和老师教的量。我听后甚为惊讶和感慨。随后告诉她，我之所以有些中药敢于超常规剂量使用，在于我曾尝试过百余种中药，知道某药的有效量和中毒量，知道了这些，临床上用药就得心应手，游刃有余，疗效显著。

谈一例我尝试甘遂的体验吧。

甘遂为大戟科多年生肉质草本植物甘遂的根。

《神农本草经》记载：主大腹疝瘕，腹满，面目浮肿，留饮宿食，破癥坚积聚，利水谷道。

《药性本草》记载：能泻十二种水疾，去痰水。

《本草衍义》记载：此药专于行水，攻决为用。

现代医药记录：本品峻下有毒。

对于甘遂，我在早年学习《伤寒论》时就知道，著名的十枣汤、大陷胸汤都是要用甘遂的。而且，时有听闻某老中医擅用甘遂治大病，一直想试用一下，但是苦于有毒和峻下，不敢用于患者。但对此药又耿耿于怀，割舍不下。终于有一天，鼓足勇气，自己试了一试。

对于试药我一直坚持按程序，少量逐加的原则进行，以保证安全和精确掌握有效量与中毒量。对于甘遂我也不例外。

先从 0.5g 服起。按要求上午空腹，第一次服 1 粒（由于甘遂不溶于水，只能打粉装胶囊，每粒 0.5g）。1h 后无反应。又加服 1 粒，1h 后，腹微痛，肠鸣，急奔卫生间，一泻千里。而后 5 分钟 1 次，先泻粪，后泻水，持续 1 小时多，至无物可出，但还是要泻，以致肛门红肿火辣。至此，我知道甘遂的厉害了，赶紧服药止泄泻，结束试验。

此次试药的认识是：甘遂确实是一味强力泻下利水之药，用之不当易于脱水，虚人要慎用。其次，用药要先从 0.5g 给起，不效则依次递加，不可莽撞开始就用大剂量。再次，要准备好止泻之药。

有了这次试药的体验，我开始在患者身上频繁使用，广泛用于胸腔积液、肝硬化腹水、淋巴结核等很多疑难杂症，取得了很多意想不到的效果。再补充一点对该药的运用，要注意患者的体质，体质健壮的可以连续用药，体质弱的要用 1 次停 2 日再用，以免发生事故。

我自习医以来曾亲自尝过中药百余种，如附子、乌头、南星、半夏、马钱子等，获得了很多书本上没有的知识。为此，我希望有志于中医的学子不妨也少量尝一尝中药，以便尽快直接地获得真知。

 ## 中医快捷成才的思路

每一个学中医的青年学子，都希望自己早日成才，像老中医一样顾客盈门，施展才技，解人疾苦，受人尊敬。但又苦于自己年轻，经验匮乏，而自叹：多年的媳妇熬成婆，慢慢熬吧。那么有没有缩短这个过程的可能和办法呢？我认为完全是做得到的。只要方法思路正确一定能提前达到理想的彼岸——名中医。

下面就谈一谈我的认识。

中医从古到今一直分为两大派，一为医经派；一为医方派。医经派奉《黄帝内经》为圭臬，走的是辨证施治的路子；医方派遵奉的是《伤寒杂病论》，走的是汤方辨治的路子。两者孰长孰短，客观地说，只要学好都能达到著名中医的水平，即中上工的水平。但是从客观实际来看，医方派之路更适合青年中医快速成才和生存。

从人类认识事物的过程来看，都是先从具体的事物开始的。先认识香蕉、苹果、西瓜，才进而认识水果的概念；如果没有香蕉、苹果的具体形象，你怎样告诉他水果的含义，他都很难理解。学中医与此同理，中医理论学得再好，没有具体的方药病案基础，也还是不会看病。过去的老中医，尤其是农村的，没有很系统很全面的理论知识，学个二三年就会看病，就是先掌握了具体的老师传授的方药；相反的是我们中医大学毕业的本科生博士生学了五六年，饱读经书，满腹经纶却不会看病，是什么问题呢？我看就是认识论出问题了。学习过程颠倒了。如果我们的学生先不要学高深的理论，而是先跟老师学方药，学具体看病，一招一式积累个二年，增长些具体形象的知识，再学习内难经一类，恐怕就不一样了。这就叫先易后难，先具体后抽象。汤方辨证就是具体的形象的。我只要先记住，发热、汗出、恶风、脉缓用桂枝汤就行了；呕而发热者，小柴胡汤主之；热利下重者，白头翁汤主之就够了，就可以先看简单的病，实际上经验多了一样能看复杂病。不必先要去弄懂什么营卫不和、少阳太阳之类的理论。说明一点，不是不要弄明白理论，而是说暂时先不要去纠缠这些东西，以后随着时间的推移，临床经验的增多，再看书研究，自然而然就会懂了，也会运用了。专方专药相对好掌握，也容易见效，从而可以大大地增强学习运用中医的信心。实际过去的医学大家都走的这个路。先录一段南京中医药大学著名中医孟景春教授自述学医的历程片段以证我言。

我祖籍在江苏张家港市，自曾祖父至父辈，素以耕作传家，年届十八岁那年，经人介绍至杨舍镇（即现张家港市）汤礼门先生处学医。汤先生乃沪上名医丁甘仁先生的弟子，故也可称是丁派了。由于汤师也是一方名医，诊务比较忙，当时做医生的规矩，都是上午门诊，下午出诊。由于这样，所以对学生的教学方法是：首先交给学生几本必读的医著：唐容川编著中西汇通医书5种，即《伤寒论》《本草问答》《医经精义》《血证论》《金匮要略》，将此5种书作为基本读物。由于忙于诊务，无时间对学生讲解，只是交代学生说明这是学好中医的必读之书，由学生自学。在门诊时随着先生看病抄方，下午出诊时，只

201

医话留香之闲余杂谈

带高年资的学生跟随。其余学生都进行自学。学习书籍除以上5种外，还有由丁甘仁先生所编著的《中药辑要》、由汪昂编著的《汤头歌诀》，均要求我们背诵。学习的方法基本如此。在一月中抽一两次时间，把学生集中起来，讲讲学习的重点和重要性，抽某一医书（当然均在5种书内）中的片段讲一讲。然后要求学生写一点学习心得体会。再有便是做一些实际操作的技术。都是属于中医外科方面，如熬膏药（创口外贴）、摊膏药、研中药、做纸捻（称为药线），相当于现在西医用消毒纱布，还有包药，又如先生行外科手术时，学习消毒和切开时如何用刀、如何排脓等。所有学习的方法基本如此。到了最后一年也是最关键的一年，结束后，即将自己开业，走上社会，如果一点技术都没有，则将无所作为了，所以也非常担心。但是，老师还是关心学生的前途，为了自己的声誉，也总是希望从他门下学习的弟子，不能无声无息。于是给每个学生赠送几件开业的"资本"，令学生抄录丁甘仁的医案，抄录丁甘仁的"一百十三方"，其中有内、外、妇、幼各科常见病的辨证处方，并有加减方法等。还有外科（包括皮肤、五官科）各种病的外治方药。也是先生日常应用的配方，不过在未学习前，只见到方的名称而未知其具体的药物和配制方法。到了学习结束时，就作为为师送给每个弟子的礼物。并反复交代：初出茅庐，对待每个病员，不论疾病的轻重，必须慎重细微，切不可推诿，可先按丁甘仁先生的"一百三十方"挑选一较合适的处方，嘱服1～2剂后复诊。处理完后，接着应再从丁甘仁的医案中，找到相应的病种，在医案中从症状、舌苔脉象和病机分析等，弄清楚病因病机和立法处方，做到心中了然。再次复诊便能有的放矢开针对病情的处方，如三诊时获效，这一经验便能牢记于脑海之中。这一方法，确实稳妥而效。

从以上文字可以看到孟老中医学习的过程首先是方药，并不是什么内难经阴阳五行虚理论，净玩实的。方药实际上也就是汤方辨证，易学易懂易用。

第二个方面的理由是：青年中医，初出茅庐，走上社会，首先面临的是生存，要养家糊口，安身立命。如果不能很快打开局面，争得顾客，获得收入，那怎么能行呢？要想打开局面，迅速出名，专病专方，汤方辨证为一捷径，舍此无二。君不见社会上常有一医恃一方吃一片，凭一招吃遍天之现象嘛！如果不是这样，而是孜孜于理论研究，搞辨证施治，我可以毫不客气地说，一没有临床经验你辨不了，即使你辨出来某证，又面临一大堆方子的选择，因为没有实践经验你也选不了。一个肾阳虚，就可有金匮肾气丸、济生肾气丸、阳和汤、四逆汤等汤方，没有经验怎么选！辨不好，治不了病，没有收入，吃什么喝什么？汤方辨证就没有这个弊病，一病一方，死模式。好学，好掌握，又容易见效。只要你治好几个病，患者就会蜂拥而至。患者是最实际的。他不管你年龄大小，资历深浅，专家教授，只要能治好病他就认你。不管白猫黑猫，捉住老鼠就是好猫。这就是真理。先走汤方辨证之路是青年中医成才生存的最佳选择。

那么，辨证施治的路子可不可以走。答曰：当然可以。只要经济条件富裕，慢慢积累个十来年临床经验，再用点心，也不是不可以的。但我想没有哪个青年中医愿意慢慢熬，等到白头皓首才出名。实际上叫我看，先走汤方辨证之路不吃亏，既能早出名早得利早有经验，到后来也能走到辨证施治这个路上。各位青年中医不妨试试，这是我个人的体会，写出来供大家参考。

 ## 漫谈临床处方用药

纵观中医几千年的医疗实践，当代所遇之病，古之基本都有说起这个话题实际上是老生常谈，很多有资格的老中医都谈到过，但我觉得总有一种没谈透的感觉，所以也借文说一说自己的拙见。

临床处方一般分二类，一是以古圣前贤的经典方为主；一是以自己随意组方或美其名曰按法组方为主。两者孰优孰劣，难以统一。我自己的认识和多年的实践体会，觉得应当提倡推广用经典方为主。

其理由为，经典方（包括经方和时方）是前圣古贤经过上千年或上百年临床检验有效的方子，可以不夸张地说是用成亿人做出的试验，不是拿小白鼠试验出来的，且之所以能流传下来，肯定是能重复验证的，否则就会被淘汰，不存在人为的因素。可以说可靠性高，含金量高。反观自己组的方，由于时间短，充期量也就是十几年，病例少，甚至仅是个案，不具有标准性、重复性、普遍性。所以疗效不会很满意。

我经常看一些所谓的老中医、名中医的医案，对他们自己组织的验方，以及举的神奇验案，感到惊奇，如获至宝，赶紧用于临床，结果大失所望，无甚疗效，甚至无效。记得早年曾看过陈玉梅的抗瘘灵（蜈蚣 18g，当归 60g，白芍 60g，甘草 60g。共研细粉，分 40 包。每次服 0.5～1 包，早、晚各 1 次，空腹用白酒或黄酒送服）报道，近期治愈 655 例，占 88.9%。即如法炮制，临床应用，但治疗效果远不如其所述。可以说几无效也，远不如经典方。

纵观当代名医在临证处方上无不是以经典方（经方时方）为主，无不是这方面运用的高手。经常可以听到看到某医被称为"小柴胡先生""桂枝汤先生""补中益气汤先生""六味地黄汤先生"等，这充分说明了经典方的魅力。经典方有效，易学，好掌握，为何非要费力费心自己组方。可以说现有的经典方足以应付临床的病证，关键看你掌握没有，吃透没有。掌握住了，证简单的一方可以处理，复杂的合方可以处理。实在无对证合适之方，才可以自己组方，古今病症只不过叫法不同，且均有良方治之，我等只需学习发掘就行了，无须放弃现成的瑰宝，再去费力艰难寻找。说实在的，自己组的方有很大的局限性，诸如病例少，时间短，往往难达到满意的效果。反倒不如学习运用经典方来得方便有效，我早年亦喜欢按法组方，结果疗效很低，后接受了汤方辨证的思想，改用经典方的思路临证处方，治病又快又效著。前后比较体会到学医还是以经典方为是，易学、易懂、易效，故写此文以发感之。

漫谈良药苦口利于病

最近看了介绍武汉中西医结合医院苏德忠老中医的一篇文章，心中颇有同感，深为苏老中医的一心为患者着想的精神所感动。

文中说到苏老在处方中药味较多时或峻猛药物较多时，常嘱患者在煎药时放入半两冰糖，一则调和药性，二则易于入口。在跟随苏老侍诊的半年里，极少见患者诉说服药后出现的不良反应。

自古以来，人们就说良药苦口利于病，忠言逆耳利于行。此话对与否？我觉得还是要反思。良药不一定要苦口，君不见现在很多人很欣赏中医嘛，一提起就翘大拇指，但是要其喝点就直摇头，说喝不下去。我的很多病号朋友，为了治病，不得不喝中药，时间长了，对我是"爱恨交加"。爱的是我能给他治病，恨的是中药太难喝了。对此我很是无奈。常自叹老祖宗怎么发明了这么难喝的东西，为难后学。

我一生很爱用苦参这味药，清热燥湿，我对它也是既恨又爱，爱其疗效神奇，恨其屡屡给我带来麻烦。在我用苦参的患者中有十分之一的人发生呕吐，而且此药苦味怪异，不如黄连纯正。患者经常抱怨，甚至拒服。为此很是苦恼。后在用该药时不得不加入大量生姜和半夏，勉强解决此问题。但还是不理想，诸如此类的桔梗、吴茱萸及水蛭等动物药亦是。过去不太注意这个问题，总认为，为了治病，你愿意也得喝，不愿意也得喝，还常拿良药苦口利于病这句老话搪塞患者，完全不为患者着想，实际上为此也吓退了一些患者。后来看到了苏老中医的做法，真感到惭愧，非不能也，而是不为也。难题完全可以解决，苏老的做法就是榜样。对此，我觉得作为一个医生，不仅要有一个好的技术，还要有一颗为患者着想的同情心。为了中医的发展，不妨在医疗处方中把这个问题也多考虑考虑，尽量使我们的中药变成既能治病又很好喝的现代可乐。

撞着南墙要回头

一日，和学生交谈中，学生提到有些常见的病，按一般的理法方药和汤方辨证总是治不好，不知什么原因。但是看老师治病总是得心应手，疗效显著。我笑了笑说，我观你们治病，包括一些其他医生治病时，对一些久治不愈的病，只知其常，不知其变。按常规方法和方药治疗很久，了无寸效，还坚持不变，一条道走到黑，撞到南墙也不回头。举个病例说一下。

【病案113】患者，女，27岁，习惯性流产，连续四次，看了不少中医，专科亦有，老医不少，就是治愈不了。经人介绍求治于余，患者一见面就说，我看了七八个老中医了，都快崩溃了，怎么就治不好呢？这次希望就寄托于你了，再治不好就不治了。我一听备感压力沉重。

翻阅前面诸医的方子，发现大家几乎都是一个思路，养血补肾安宫保胎法，张锡纯的加减寿胎丸之类，大量的补肾保胎药，熟地黄、杜仲、续断、阿胶、菟丝子……按理说治法不错，中规中矩，怎么能不效呢？再观病妇，满面红光，两目炯炯有神，舌质微红，苔薄白，脉滑有力，少腹微感有凉，饮食二便正常。自从有了这病，阿胶大枣之类的补药和营养品就没有断过。一到怀孕后就静卧调养，但仍然是三四个月时，就流血见红，自然流产，打黄体酮也没有用。真是防不胜防，苦恼至极。看到这里，我沉思片刻，明白了怎么治了。此乃宫内寒瘀而致，应以温经散寒，活血化瘀法治之，用少腹逐瘀汤化裁，先后共服10余剂，之后，连生二子，再也没有流产。

我以此案说明，治习惯性流产之所以成功，并不是说我多高明，而是一个思维思路的问题。此案之所以大多数医者未治愈，关键在于治病只知其常，不知其变。习惯性流产的"常"是血亏肾虚，但是此案病妇，红光满面，精力旺盛，补药不断，脉滑舌红，何来血亏肾虚？何须养血壮肾？犯实实之戒！

经云：实者泻之，虚者补之。此证为瘀兼寒，瘀血不去，新血不生，少腹微凉，兼有寒邪，正是少腹逐瘀汤之证，且王清任也自言此汤专治小产，故收效颇速。

前医之所以治不好，只能说明他们定式思维太强，不知按证转变，一条道走到黑，撞到南墙也不知回头。我之所以治好此证，就是汲取了前医的失败教训，掉头转向，逆向思维，撞到南墙就回头。人家已用过是法是方不效，何苦再重蹈覆辙。临床上很多疑难杂症之所以治不好，此种定式思维的影响就是一大原因。望后来医者多思之。

下面录一段《医林改错》少腹逐瘀汤中的内容，供读者参详。

少腹茴香与炒姜，元胡灵脂没芎当，蒲黄官桂赤芍药，种子安胎第一方。

此方更有险而不险之妙。孕妇体壮气足，饮食不减，并无伤损。3个月前后，无故小产，常有连伤数胎者，医书颇多。仍然议论滋阴养血、健脾养胃、安胎保胎，效方甚少。不知子宫内先有瘀血占其地，胎至三月再长，其内无容身之地。胎病靠挤，血不能入胎胞，从傍流而下，故先见血。血既不入胎胞，胎无血养，故小产。如曾经三月前后小产，或连伤三五胎，今又怀胎，至两个月前后，将此方服三五付或七八付，将子宫内瘀血化净，小儿身长有容身之地，断不致再小产。若已经小产，将此方服三五付，以后存胎，可保无事。此方去疾、种子、安胎，尽善尽美，真良善方也。

我所喜欢读的几本书

经常有人问我学中医要读哪些书？我确实很难回答，不是谦虚，故作高雅。我一生读的书很多很杂，文史哲过去常读，四十岁以后主要是读中医书。这方面的书，一生大约泛读的有几百本，但喜欢的没几本，现列出来供学中医者参考。

《伤寒论》《金匮要略》《神农本草经》《医林改错》《医学衷中参

西录》《名老中医之路》《近代中医流派经验选集》《诊余集》《读书析疑与临证得失》《经方传真》《时方妙用》《时方歌括》《辨证玉函》《温病方证与杂病辨治》《名老中医医话》《杏林真传》《著名中医学家的学术经验》《吴鞠通医案》《临证本草》《中华名医特技集成》《中医临床家》等。

也许有人会问我怎么不见你提《黄帝内经》《难经》和阴阳五行方面的书。是这样的，我主要是从事临床的，治病主要为了取得疗效，非研究理论的。《内经》《难经》之学懂些就行了，况且这类书纯理论又夹杂些玄学，掌握不好极易走偏误入虚玄，解决不了实际问题。现实中常见一个病解释的头头是道，但就是不能重复验证。说明什么呢？中医从某种角度来看就是经验医学，其重点在于方药，掌握住这一点就可以看病，理论再多不精通方药白搭，这是我个人的观点。诸位不要砸砖，鲜花毒草都是草，要允许百家争鸣，百花齐放。放一点毒吧，谢谢。

 读《专家的看病绝招》有感

最近读了有关中医的一本书，书名叫《江河湖海之医道》，其中有一篇文章读来令人沉思不已。还是先看原文，再"疑义相与析，奇文共欣赏"。

◎《江河湖海之医道：中医的悖论》

我们读书的时候，老师告诉我们说，学中医，跟师很重要。于是，我们就被安排去跟师。

我的运气很好，被安排到一位非常知名的妇科专家章老师那里抄方。章老师擅疗月经不调、痛经、闭经、更年期综合征、保胎、不孕症、子宫肌瘤、卵巢囊肿，后来成为全国名老中医药专家学术经验继承工作指导老师，也就说是全国名专家了。

每天跟章老师抄方的有四个，其中两个是她带的硕士研究生，专门负责写门诊病历。其实她们写的不能算是真正的门诊病历，就是记录患者的就诊时间及主诉而已。而我和另一个就是给她写处方。

老师拿起患者的门诊病历，叫了患者的姓名。患者就从研究生那边转移到她的旁边的凳子上。她眼睛瞟着研究生记录的主诉，右手的三个手指头按着患者的寸关尺，然后叫患者伸出舌头，她瞟了一眼，就立即吩咐我们："一号方加黄芪30克，郁金20克。"我们就按她的吩咐在处方写着。接着就是下一个。一个上午的3小时多，一百四十三个患者就这么被打发走了。我们呢，就是反复写："一号方加某多少；二号方加某多少；三号方加某多少……"一百四十三个患者也就是这四个方加味就搞定了。接下来的每一天都是这样——都是这四个方加味搞定的。

后来，我们弄清楚了这四个基本方的组成，一号方是逍遥散；二号方是八珍汤；三号方是理中汤加桃仁、红花、龟甲、牡蛎；四号方是小陷胸汤加柴胡疏肝散。凡是月经不调、痛经、闭经、更年期综合征等她就用一号方加味；凡是保胎就用二号方加味；子宫肌瘤、卵巢囊肿、附件囊肿等就用三号方加味；凡是不孕症是四号方加味。

日复一日，月复一月，年复一年，她就是这样反反复复用这四个基本方加味来给患者处方用药的。

原来她在课堂上给学生们讲的阴阳理论、五行理论、气血津液理论、脏腑辨证、整体论治、辨证论治、四气五味、君臣佐使、相生相克皆如浮云。理论是理论，临床是临床，这就是中医最深层的悖论。

> 这些全国知名的专家们，给学生讲课时都把中医理论抬得非常的高，但等他们自己去看病时，却大多和章老师一样。尽管他们用的基础方不同，但这些名医们的基础方很少超过十个的。大多数就是五个左右。其中有一个看儿科的名医，就只一个荆防败毒散加味就把所有到他那里看病的患者搞定，他每天处理的患者从未少于一百位，他曾多次被中医医院请去给医生们讲授他的临床经验呢，当我听了两次后，一看到他就想呕吐。

　　这篇文章初读完觉得好笑，细思起来还真是那么回事。尽管作者对这样的中医颇有微词和不满，我们尚且不管，仅看对某些中医的画像还是蛮真的，不说入木三分，也八九不离十。

　　很多中医行医一辈，最后也就是靠几张方子来回加减。专科尤其是这样，不奇怪。

　　我始终认为中医是经验医学。没有什么太深奥的地方。混日子，不求上进地守住几张方子来回加减和资历名声就够了；水平高的，能力强的无非是记住百十个方子，来回加减也就足够应付一切病证了。这是事实，这也说明阴阳五行的辨证施治不好用，倒不如汤方辨证来得痛快和有效。但是现实中很多人不信这一套，迷信阴阳五行辨证施治，不去钻研探讨汤方辨证施治。我一生看病分两个阶段，年轻时用辨证施治，疗效不高；年老时用汤方辨证疗效卓然。这就是古人说的"执一法，不如守一方"的道理，所以我希望年轻的中医师，从这篇文章中看出些名堂来，真正认识汤方辨证的价值。但不要学习某些老中医的做法，言行不一，说一套做一套，行的是汤方辨证，讲的却是辨证施治。这是我的一点偏颇之见，望大家讨论，以正视听。

附录 补肾凉血治疗银屑病

古道瘦马：本文为常文中医师撰写。常文是我的学生，在中医理论和治疗方面有丰富经验，尤其是在中医治疗银屑病方面实现了新的突破，取得了显著成效。他发现和提出了治疗银屑病从肾入手的思路，并在实践中得到了验证，治愈了大批的银屑病患者，获得了同行的赞扬和认可。所以，我将本文推荐给大家，希望大家学习并更多服务于银屑病患者。

银屑病俗称"牛皮癣"，是一种常见的易于复发的慢性炎症性皮肤病，特征性损害为红色丘疹或斑块上覆有多层银白色鳞屑。青壮年发病最多，男性发病多于女性，北方多于南方，春冬季易发或加重，夏秋季多缓解。病因和发病机制未完全明确，研究发现，本病的发病与遗传、感染、免疫、代谢及内分泌等方面有关。临床上有四种类型：寻常型、脓疱型、红皮病型和关节病型。寻常型银屑病最常见，病情较轻。本病呈慢性经过，治愈后容易复发。中医将此病称为"白疕"或"松皮癣"等。

由于此病的复杂性、多样性、反复性的特点，中西医在治疗上都比较棘手，没有太好的办法。中医常说"外科不治癣，内科不治喘"，可见其难度之大。世上无难事，只要肯登攀，没有过不去的火焰山。

经过多年的研究和探索，我发现了大多数银屑病患者，都有骨损伤（拍片为证），中医认为肾主骨生髓，骨与肾有极大的关系，这触发了我从肾入手治疗银屑病的灵机，于是开始了以补肾凉血为主的治疗思路，并创立了特效方——云生白疕康复汤。

临证传奇·叁

留香阁医话集

云生白疕康复汤

[组成] 紫草根 10～15g　　制鳖甲 10～15g
　　　　制龟甲 10～15g　　生牡蛎 10～15g
　　　　槐　花 10～15g　　鸡血藤 30～60g
　　　　赤　芍 15～20g　　白茅根 15～30g
　　　　生地黄 30～90g　　丹　参 15～20g
[用法] 水煎服。

此汤以补肾为基础，凉血活血为主旨，兼顾清热解毒，再随症加减，运用于临床效果很好，显著超过一般常规疗法的治疗。

该方紫草根凉血活血，解毒，为此方君药。《药性论》载其"治恶疮、疬癣"。《本草纲目》载其"治斑疹、痘毒，活血凉血，利大肠"。制鳖甲、制龟甲、生牡蛎补肝肾，强筋骨，滋阴潜阳。因为银屑病为骨质疾病，皮肤损害只是其外在表现，因此所有银屑病，无论病情轻重，都会伴有骨质代谢的异常。制鳖甲、制龟甲、生牡蛎可有效地补充钙质和微量元素，使骨钙含量增加，有效地从根本上治疗银屑病。槐花凉血止血，清肝泻火。鸡血藤补血，活血，通络。赤芍清热凉血，散瘀镇痛。白茅根凉血止血，清热利尿，使热邪从小便而走。生地黄味甘、苦，性寒，归心、肝、肺经，清热凉血，养阴生津。丹参凉血消痈，清心除烦，养血安神。因银屑病患者多有情志异常、睡眠不安，所以丹参是一味非常好的药物。

全方共奏补肾壮骨，凉血活血之功，使初发之银屑病除根，不易复发。

此方适用于所有的寻常型银屑病。只要没用过有毒性的药和外用药，遵循医嘱。3 个月基本康复。治疗寻常型银屑病辨证加减应用基本不失手。每年春秋可以服用滋阴养肝肾类的药，以巩固疗效。确保银屑病不再复发。再强调一下，是没用过任何口服药和外用药的。服用这个方子 3 个月基本可以痊愈。如果用过口服药和外用药的，就要增加疗程。

对其他类型的治疗原则介绍如下。

1. 血虚型

皮疹发展较慢，多为淡红色斑块，有明显浸润，表面鳞屑不多，附着较紧，新发皮疹较少，舌质淡，或有白苔，脉沉缓或细缓。治宜养血滋阴润肤。

❧ 养血滋阴润肤汤 ❧

［组成］当　归 10～15g　天　冬 10～15g　麦　冬 10～15g
　　　　熟地黄、生地黄、黄芪各 15g　　　　天花粉 10g
　　　　桃仁、红花、升麻、黄芩各 6g
　　　　制鳖甲、制龟甲、生牡蛎各 10～15g

［用法］水煎服。

2. 气虚型

皮疹颜色多淡白无华，很少瘙痒，身体免疫能力和抵抗疾病的能力明显低于身体健康的人，往往少气懒言、语声低微、乏力疲倦、常出虚汗，动则更甚，可见舌淡苔白、脉虚弱等。多为自幼患病或长期应用激素治疗的患者。治宜补气固表，温经散寒。方用桂枝汤合玉屏风汤加减。

桂枝汤合玉屏风汤加减

[组成] 桂　枝 10～15g　芍　药 15～20g　甘　草 6～10g

大　枣 10～20g　生　姜 10～15g　黄　芪 15～30g

白　术 10～20g　防　风 10～15g

制鳖甲 10～15g　制龟甲 10～15g

生牡蛎 10～15g

[用法] 水煎服。

3. 血瘀型

皮损较厚，顽硬且坚，抓之如朽木，皮疹多呈暗红色斑块，有的皮疹互相融合呈地图状，表面鳞屑呈大片，附着亦紧，病程较长，大片融合之皮疹常有裂口或疼痛，舌质紫暗，或有瘀点，瘀斑，苔少，脉涩或细缓。治宜活血化瘀行气，以活血散瘀汤加减。

活血散瘀汤加减

[组成] 川　芎 10～15g　当　归 10～15g　赤　芍 10～20g

苏　木 10～15g　牡丹皮 10～15g　枳　壳 10～15g

瓜蒌仁 15～30g　桃　仁 10～15g

槟　榔 10～15g　大　黄 6～15g

鳖　甲 10～15g　牡　蛎 10～15g

制龟甲 10～15g

[用法] 水煎服。

4. 湿热型

皮疹多呈深红色斑块，大小不等，表面鳞屑呈油腻状，或结成厚痂；鳞屑下有轻度渗出，或表面湿润，有时可起脓疱，甚者融合成片。多发于四肢、手足掌、躯干及皱褶部位，舌苔白腻或黄腻，脉沉缓或沉弦。治宜清热除湿解毒，以方用清热除湿汤加减。

❧❦ 清热除湿汤加减 ❦❧

［组成］龙胆草 10 ～ 15g　　白茅根 15 ～ 30g
　　　　生地黄 15 ～ 30g　　大青叶 10 ～ 15g
　　　　车前草 15g　　　　　石　膏 15 ～ 30g
　　　　黄　芩 6 ～ 15g　　　滑　石 20 ～ 30g
　　　　甘　草 6 ～ 10g
［用法］水煎服。

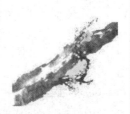

5. 毒热型

皮疹发展迅速常互相融合，可泛发全身，皮肤可呈现弥漫性潮红，大量细小糠状脱屑，或大片脱屑，自觉灼热痒痛，可伴有身热恶寒，大便干，小便黄赤，舌质红绛，苔黄或黄腻，脉弦滑或弦数。治宜清热凉血，解毒除湿为主。以解毒清营汤加减。

❧❦ 处方一 ❦❧

［组成］金银花 15 ～ 60g　　连　翘 10 ～ 15g　玳　瑁 6 ～ 10g
　　　　蒲公英 15 ～ 30g　　白茅根 15 ～ 30g
　　　　生地黄 15 ～ 30g　　绿豆衣 10 ～ 15g
　　　　牡丹皮 10 ～ 15g　　紫　草 10 ～ 15g
　　　　赤　芍 15 ～ 20g　　山栀子 6 ～ 10g
　　　　黄　连 6 ～ 10g
［用法］水煎服。

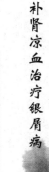

☙ 处方二 ❧

［组成］山羊角 15g　栀　子（打碎）10g　黄　连（打碎）6g

　　　　车前子 10g　石　斛 15g　　　　连　翘 15g

　　　　蒲公英 30g　败酱草 15g　　　　紫　草 15g

　　　　板蓝根 15g　白茅根（后下）30g　生地黄 30g

　　　　牡丹皮 15g　生石膏（打碎）30g

　　　　麦　冬 15g　金银花（后下）15g

［用法］水煎服。

6. 寒湿型

　　皮损可为大片暗红色斑，亦可为点滴状损害，表面鳞屑不多，或结成较厚的痂性鳞屑，常合并有关节疼痛，指趾小关节多被侵犯，寒冷季节加重，有时可造成关节畸形，舌质淡，苔少，脉多沉缓或沉细。治宜温经散寒，除湿通络为主。以独活寄生汤加减。

☙ 独活寄生汤加减 ❧

［组成］独　活 15g　桑寄生 15g　杜　仲 20g　牛　膝 15g

　　　　细　辛 3g　　秦　艽 10g　茯　苓 15g　肉桂心 5g

　　　　防　风 10g　川　芎 10g　党　参 15g　甘　草 10g

　　　　当　归 15g　芍　药 15g　熟地黄 15～30g

　　　　制鳖甲 10～15g　　　　　制龟甲 10～15g

　　　　生牡蛎 10～15g

［用法］水煎服。

7. 随症加减

因感冒诱发者，可用金银花、连翘。容易感冒者，可用防风。兼有咽喉部充血发红，可用石膏、知母、大青叶、紫草。兼有舌苔厚，可用白鲜皮、茯苓、川贝母。兼有咽喉肿痛者，可用板蓝根、山豆根、玄参。兼有颈项强直，可用葛根。兼有血虚，可用当归。兼有血瘀，可用桃仁、红花。兼有风盛瘙痒明显者，可用白鲜皮、刺蒺藜、地肤子。兼有睡眠不安、郁郁不欢，可用浮小麦、柴胡、合欢皮、白芍。兼有皮损肥厚色暗者，可用三棱、莪术、丹参、赤芍。兼有月经色暗，经前加重者，可用益母草、泽兰、丹参、赤芍。兼有脓疱泛发者，可用蒲公英、紫花地丁、半枝莲。兼有关节肿痛明显者，可用羌活、独活、秦艽、忍冬藤。兼有寒战高热者，可用生玳瑁、羚羊角、山羊角。兼有红斑转暗，头皮损害多，伴头昏神疲乏力者，可用女贞子、墨旱莲、白蒺藜、侧柏叶、补骨脂。病程日久，兼有骨质有损害者，可用龟甲、鳖甲、牡蛎。病程日久，兼有反复不愈者，可用土茯苓、白花蛇舌草、蛇蜕。大量脱皮，兼有常年口腔溃疡，常年唇炎脱皮者，可用玄参、天花粉、石斛。头部皮疹严重者，可用蜂房、白芷。下肢为甚者，可用茜草、牛膝。使用寒凉药物过多，心阳被遏制者，可用瓜蒌、薤白。使用过含砷、汞等重金属及有毒药品者，可用重用土茯苓、黄芪、当归。

下面介绍几例云生白疕康复汤治疗银屑病的病例。

【病例1】患者，女，29岁，河北省秦皇岛某商场营业员。患银屑病十余年，曾经尝试过各种内服外用方法均不见效。经朋友介绍，前来就诊。

曾经于就诊前2个月前来询问治疗。告知其不能用任何外用药物，也不能洗澡。只能服用中药治疗，而且服用中药期间可能会皮损加重。患者面露难色，因为女孩子爱美，又正值夏天，穿短袖的季节，所以很难接受让皮损有可能加重的治疗。患者考虑再三，拒绝治疗。

又找到其他治疗机构，使用外用不明名称药膏导致红皮病型银屑病，于 2017 年 7 月 25 日就诊。

此人舌红赤，舌苔薄白，咽部充血。体温 36.8 度（红皮病型银屑患者体温偏高），脉象弦数。

全身遍布红色皮疹，外覆银屑。小腿部红皮病型银屑病，伴有化脓性感染。证属热毒炙盛，阴虚火旺。

❧ 处 方 ❧

[组成] 山羊角 15g　连　翘 15g　蒲公英 30g　败酱草 15g
　　　　紫　草 15g　板蓝根 15g　生地黄 30g　牡丹皮 15g
　　　　车前子 10g　石　斛 15g　麦　冬 15g
　　　　栀　子（打碎）10g　　　黄　连（打碎）6g
　　　　生石膏（打碎）30g　　　白茅根（后下）30g
　　　　金银花（后下）15g
[用法] 水煎服。

服药期间，忌食辛辣发物。

经治疗 2 个月，面部及头部基本恢复正常。

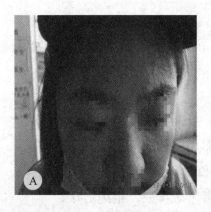

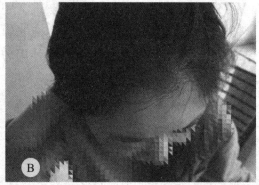

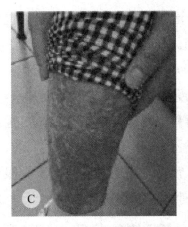
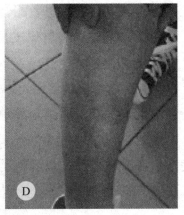

图1 病例1治疗前后

A.患者头面部治疗前情况；B.患者头面部治疗2个月后情况；
C.患者腿部治疗前情况；D.患者腿部治疗2个月后情况

【病例2】牛某，中国石油工人，在唐山工作。患银屑病1.5年，经过发小的朋友介绍前来秦皇岛就诊（其朋友是本地的社区卫生服务站医生）。此患者患病时间较短，而且没有用过任何外用和内服的有毒药物，这种患者正是可以最快治好的类型。

皮肤的生长周期为75日左右，所以一般1个疗程需要3个月。该患者于2017年4月25日至2017年8月18日接受治疗。首先，和患者沟通好，说明治疗期间皮损面积会变大，这是好的修复现象，不必担心。其次，嘱咐患者不要用任何其他内服和外用的药物。不要洗澡，不要搔抓，不要破坏银屑病皮损，尽量保护好皮损以有助于银屑病恢复。

此人寻常型大斑片银屑病，脉象弦数，舌质红，苔白腻，咽部充血。

附录 补肾凉血治疗银屑病

处 方

［组成］紫草根10g　　制鳖甲10g　　制龟甲10g　　生牡蛎15g
　　　　槐　花15g　　鸡血藤30g　　赤　芍20g
　　　　白茅根15g　　生地黄30g　　丹　参15g
［用法］水煎服。

在其后的 3 个月中，患者配合治疗，即使在炎热的夏天也尽量不洗澡，不搔抓，不破坏银屑病皮损。使得治疗进展非常顺利。短短 3 个月银屑病彻底康复。

经 2017 年 11 月份微信回访，没有复发。嘱咐其禁食辣椒和饮酒，多吃新鲜的水果蔬菜，尤其是莲藕和梨，保持情绪稳定，尽量避免感冒，每天晚上 10 点之前睡觉。

此例患者治愈之后，患者甚是欣喜。我还向其社区卫生服务站的医生朋友展示治疗过程一番，受到他的啧啧称赞！

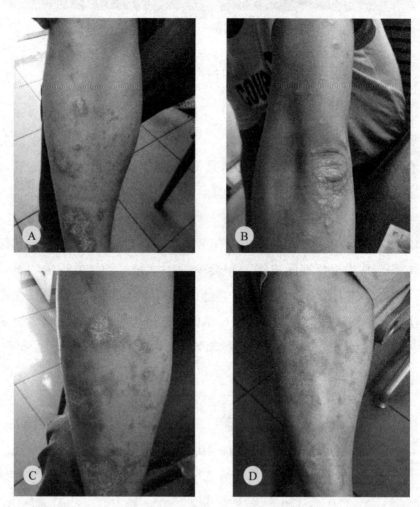

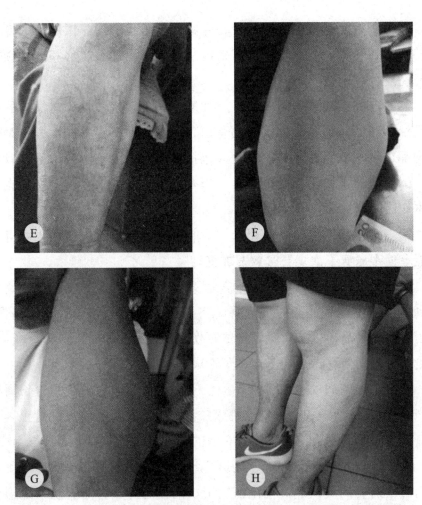

图2 病例2治疗过程

A. 2017 年 4 月 25 日，皮损泛发，鲜红灼热；B 和 C. 2017 年 5 月 16 日，皮损面积开始增大，但是颜色变淡，同时皮损厚度减低，已经开始好转；D. 2017 年 5 月 26 日，皮损面积继续增大，但是颜色变更浅，同时皮损厚度更减低，皮肤恢复良好；E 和 F. 2017 年 6 月 20 日，皮损基本消失，但是皮肤的颜色发红，没有正常的光泽度；G 和 H.2017 年 8 月 18 日，皮损消失，皮肤光泽度正常，临床痊愈

当然，银屑病治疗还应该注意以下几点。

第一，银屑病是由免疫介导的疾病，属于自身免疫性病变；银屑病为有骨质损害的疾病，皮肤损害是其外在表现！所有银屑病，无论病情轻重，都会伴有骨质代谢的异常。所以补肾壮骨是我们的治疗大

法，书中所用的制鳖甲、制龟甲、生牡蛎，是我们治疗银屑病的专药和特药。补肝肾、强筋骨，能有效地从根本上治疗银屑病和防止银屑病的复发。

第二，关于银屑病的忌口。急性期应忌食辛辣发物。慢性银屑病除了辣椒和酒，别的食物不需要忌口。一定要保持正常的饮食，鸡鸭鱼肉都可以吃，因为正常的饮食（包括各种肉类、海鲜）中，含有大量人体所需的蛋白质和微量元素，极有助于本病的恢复。不忌口也利于本病治疗痊愈后，不反复发病。

第三，任何外用和外洗药物均不能百分百地根除银屑病。而且有可能会使银屑病下次复发时愈发加重。

第四，银屑病进入慢性期后，因为服药时间长，所以方应该清小灵动。内服中药和西药时要选择无毒无害的药品，如补肝肾强筋骨、滋阴清热之药品，以防对身体造成损伤，或疾病复发时更加重。所以，尽量不应用任何有毒性的药，以免造成肝肾损伤。

第五，银屑病的恢复周期不应低于 3 个月，因为皮肤的生长周期是 75 日，凡是低于 3 个月治疗临床痊愈的，有可能是疾病自身正处于恢复期或应警惕是否使用了有毒有害的药物。

第六，保护好银屑病的皮损和鳞屑有助于银屑病的恢复。我们认为，银屑病的皮损类似于出血后形成的血痂，具有保护皮下组织新生的作用，如果强行破坏这层皮损及鳞屑，会造成皮损下的组织恢复不好。

第七，银屑病是否被根治自我判断法。治疗后皮肤的颜色恢复到正常的光泽度，而且没有留下白斑和黑斑，才算彻底治愈。如果留下白斑和黑斑，或者皮肤的光泽度不明亮，可以认为是没有治好。因为以后还会在留下白斑和黑斑的地方，重新长出新的皮损。

◎溯源

我们常氏祖先早年曾在吉林省和龙市行医，主治骨伤病及疑难杂症，名噪一时。在一次治疗骨伤病患者时，发现患者兼有银屑病即牛皮癣（俗话说，伤筋动骨一百天，而皮肤的生长修复周期是75日，将近百日）。经过近3个月的治疗后，随着骨伤病的痊愈，银屑病也随之康复。由此触发了我们从骨病论治本病，补肝肾，强筋骨治疗银屑病的思路。

此方是常氏百年前治疗骨伤病的验方，在治疗300余例骨伤病的同时，患有银屑病的10余例患者，经过百日的治疗之后，也得到了显著的疗效，于是对银屑病进行试治，发现用仙桃虫的患者，皮肤恢复更快，好转后不易复发，皮肤靓丽。由此创立了云生堂除疤靓肤散（组成：鸡血藤、当归尾、赤芍、藏红花、龟甲、鳖甲、牡蛎、仙桃虫、三七等）。

本方具有祛瘀通络、活血补肾、靓肤的作用，能从根本上有效地康复银屑病患者，近年来经过现代化技术加减方药治愈患者百余例，疗效更佳，极少有反复发作的病例。

唯有必须按疗程用药（3个月为1个疗程，因为皮肤的生长期为75日），才能治疗痊愈。凡外用药物或口服过有毒有害药品的患者，要增加疗程。这是需要再三向患者提及的注意事项。

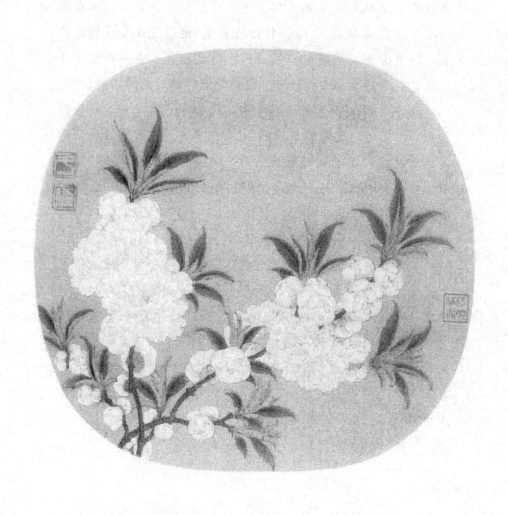

相关阅读推荐

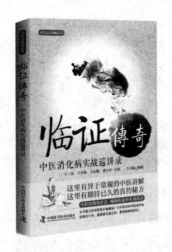

《临证传奇：中医消化病实战巡讲录》

整理　王幸福

定价　35.00 元

　　本书由广受欢迎的中医巡讲讲稿整理而成，集合了王三虎、王幸福、王长松及郭立中四位中医高手之临证经验、用药心得，是《临证传奇》系列的开篇之作。其中，前三篇从中医药治疗消化道肿瘤、便秘与腹泻、慢性胃炎等方面开讲，展现了各位主讲者对中医治疗消化病的古籍经验和当代临证的深刻认识，以及各自的独到观点和用药体会；附篇则对尿路结石的辨证治疗进行了梳理。

　　本书语言质朴通俗，论述翔实可靠，病案真实可信，理法方药兼备，具有很强的临床实用性，另外还特别增加了讲者与听者的互动交流内容，使著者对病证规律及用药经验的阐述更加通透易懂，诚为广大中医师及中医爱好者研读中医的上佳读物。

相关阅读推荐

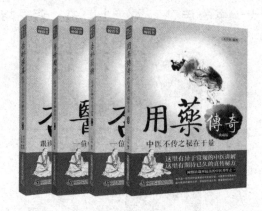

王幸福临证心悟系列——

《用药传奇：中医不传之秘在于量》

《杏林薪传：一位中医师的不传之秘》

《医灯续传：一位中医世家的临证真经》

《杏林求真：跟诊王幸福老师嫡传实录》

编著　王幸福

各册统一定价　35.00元

　　王幸福临证心悟系列丛书，最值得期待的中医临床原创力作。这里有异于常规的中医讲解，这里有期待已久的真传秘方。本套丛书是王幸福老师奉献给中医爱好者、中医青年学者和专业中医师的真传之作。篇篇皆传道之作，章章都精彩绝伦。

　　本套丛书从秘法薪传、用药传奇、医方真谛、辨证心悟、医话杂谈、医案启示、医林采撷等多角度娓娓道来，详细阐释了作者四十余年临床辨证的心得体会和秘要。书中所述经验，全部取材于第一手临床实践的真实记录，确保原汁原味。医案真实可信，理法方药兼备。遣方用药，见解独特，文风质朴，文字简洁。故，可谓为研习中医的上佳读物。